DALINA SOTO es una dietista registrada. Dominicana americana de primera generación, vive en Filadelfia, Pensilvania.

Instagram: @your.latina.nutritionist
TikTok:@yourlatinanutritionist

**LA ANTIDIETA
PARA LATINAS**

LA ANTIDIETA PARA LATINAS

UN PLAN DE ALIMENTACIÓN ENFOCADO EN SALUD, ORGULLO CULTURAL Y ¡SABOR!

DALINA SOTO,
MA, RD, LDN

Traducción de
Mariana Azpurua

VINTAGE ESPAÑOL

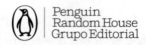

Título original: *The Latina Anti-Diet*

Esta edición es publicada bajo acuerdo con Ballantine Books,
un sello de Random House, división de Penguin Random House LLC.
Todos los derechos reservados, incluyendo los derechos de reproducción
de la obra y sus partes en cualquier formato.

Primera edición: julio de 2025

Copyright © 2025, Dalina Soto
Todos los derechos reservados.

Publicado por Vintage Español®, marca registrada de
Penguin Random House Grupo Editorial USA, LLC
8950 SW 74th Court, Suite 2010
Miami, FL 33156

Traducción: Mariana Azpurua
Copyright de la traducción ©2025 por Penguin Random House Grupo Editorial

La editorial no se hace responsable por los contenidos u opiniones publicados en sitios web o plataformas digitales que se mencionan en este libro y que no son de su propiedad, así como de las opiniones expresadas por sus autores y colaboradores.

Penguin Random House Grupo Editorial apoya la protección de la propiedad intelectual y el derecho de autor. El derecho de autor estimula la creatividad, defiende la diversidad en el ámbito de las ideas y el conocimiento, promueve la libre expresión y favorece una cultura viva. Gracias por comprar una edición autorizada de este libro y por respetar las leyes del derecho de autor al no reproducir, escanear ni distribuir ninguna parte de esta obra por ningún medio sin permiso previo y expreso. Al hacerlo está respaldando a los autores y permitiendo que PRHGE continúe publicando libros para todos los lectores. Por favor, tenga en cuenta que ninguna parte de este libro puede usarse ni reproducirse, de ninguna manera, con el propósito de entrenar tecnologías o sistemas de inteligencia artificial ni de minería de textos y datos.

En caso de necesidad, contacte con: seguridadproductos@penguinrandomhouse.com
El representante autorizado en el EEE es Penguin Random House Grupo Editorial, S. A. U.,
Travessera de Gràcia, 47-49. 08021 Barcelona, España

Impreso en Colombia / *Printed in Colombia*

Información de catalogación de publicaciones disponible
en la Biblioteca del Congreso de los Estados Unidos

ISBN: 979-8-890-98351-0

25 26 27 28 29   10 9 8 7 6 5 4 3 2 1

Para **TODAS** aquellas a quienes la sociedad nos ha dicho
que no somos suficientes, y que debemos cambiar para caber
en un molde que, en principio, no fue creado para nosotras.
Somos suficientes, end of story.

CONTENIDO

Introducción 11

Primera parte

1: Las dietas y tú 27
2: ¿Por qué sigue existiendo la cultura de la dieta? 59
3: Fundamentos de la alimentación intuitiva 93
4: Respeto por la cultura 123

Segunda parte
El Método CHULA

5: Confronta tus pensamientos negativos 165
6: Honra tu cuerpo y tu salud 191
7: Ubica tus necesidades 213
8: Llénate según tu hambre y tu saciedad 235
9: Acepta tus emociones 255
10: Vivir con todo el sabor 273

Bibliografía 285
Notas 297
Glosario de alimentos 307
Índice analítico 311

Introducción

Primera parte

1.
2.
3.
Resumen

Segunda parte
El Arte de vivir

7.
8.
9.
10.

Epílogo
Notas
Glosario de términos
Índice analítico

INTRODUCCIÓN

Si entras a un edificio antiguo en el Bronx, inmediatamente te recibirán las pesadas puertas de su entrada, los pequeños azulejos blancos y negros, y las paredes marrones. Los pasillos huelen a almizcle y la nostalgia de los años 80 y 90 se filtra por las paredes. Mi abuela vivía en el segundo piso de uno de estos edificios en Union Avenue, mientras que mi padre, mi madre y yo vivíamos en el primer piso de ese mismo edificio, justo debajo de ella. Mi mamá dice que yo conocía el sonido de los pasos de mi abuela, que no podía poner un pie en las escaleras sin que yo le gritara que me levantara, jugara conmigo, me prestara atención. Mi abuela fue brillante, hoy estoy aquí gracias a ella.

Dicen que heredé su terquedad, lo que considero un gran cumplido. No aceptó NINGUNA porquería y vino a Estados Unidos para brindarles una vida mejor a sus hijas e hijos. Mi mamá es la menor de ocho hermanos. Ella fue la primera en aterrizar en Nueva York y poco después llegué yo como la primera nieta nacida en Estados Unidos. A veces, todavía puedo oler a mi abuela. La recuerdo siempre cocinando y cantando en su cocina, llena de alegría por lo que le había brindado a su familia: un nuevo comienzo.

Cuando salió de la República Dominicana, las cosas no estaban bien. Rafael Trujillo, un dictador horrible, había sido asesinado, literalmente al día siguiente de que mi papá naciera en 1961. El país seguía en ruinas casi una década después, cuando mi abuela decidió venir a Estados Unidos para construir una vida mejor para su familia, siendo mi mami, de seis años la más joven.

No viví mucho tiempo en el Bronx. Mi padre y mi madre se mudaron de un lado a otro antes de aterrizar en Filadelfia, cuando yo tenía tres años, pero el estar a solo una hora y media de distancia, significaba que pasábamos mucho tiempo en el Bronx. Mi abuela tenía un pequeño apartamento de dos habitaciones donde mis primas y primos, hermanas y hermanos, amigas y amigos de la familia, y yo, nos apiñábamos durante los veranos. Crecí jugando en las escaleras de incendios y mojándome en los hidrantes. Pasamos años jugando, despreocupados y corriendo por esos pasillos, sin tener que usar nunca el elevador que de todos modos apenas funcionaba. En algún momento, mi tía vivió en el apartamento contiguo al de mi abuela y recuerdo las fiestas, la comida y las risas mientras corríamos de un lado a otro entre los dos departamentos.

Mis primos me presentaron a Biggie en las escaleras de ese edificio del Bronx y recuerdo vívidamente estar en un taxi regresando de haber ido de compras a la tercera, o 3rd Avenue, cuando nos enteramos de que Aaliyah (una cantante, actriz y modelo estadounidense muy influyente en la música R&B de los años 90 y principios de los 2000), había fallecido. Dato curioso: también descubrí mi amor por Aventura, porque Romeo fue a la escuela secundaria South Bronx con mis primos y ellos me regalaron el

CD de Aventura, que solía pasar por la escuela. Maldita sea, desearía tenerlo todavía.

Si creciste en Nueva York, sabes que había bodegas en cada esquina, a veces en ambas, todas vendiendo lo mismo, pero siempre había una favorita. Crecimos sin preocupaciones. Comíamos libremente en las bodegas (tenían cuentas para nuestros padres) y la comida, el azúcar, la "basura" no eran cosas en las que pensábamos. Pasábamos horas corriendo de un lado a otro de la cuadra, colgados de las escaleras de incendios, viendo a las personas adultas bailar bachata y merengue, mientras entrábamos y salíamos corriendo del agua de los hidrantes. Cómo me gustaría que mi hija y mi hijo pudieran experimentar esta alegría pura, sin tabletas, sin teléfonos, sin redes sociales. En los recuerdos de cuando era niña, la comida lo era todo. Crecí comiendo TODAS las comidas dominicanas, porque soy dominicana de primera generación y me siento orgullosa de serlo. Para mi familia, la comida dominicana era LA comida y siempre había comida en casa, ¡siempre!

Tengo innumerables recuerdos de la comida de mi abuela: su locrio, moro, sancocho y arroz con leche. De cuando nos turnábamos en el taburete de la cocina para probar la comida o ayudarla a cocinar. A mi abuela le encantaba cocinar y era increíble en eso. Siempre nos alimentaba a todas y a todos, y comíamos exactamente lo mismo. Rara vez se hablaba de cuerpos. Ante sus ojos, éramos iguales. Siendo honesta, al mirar hacia atrás, creo que por eso siempre me pregunté si la cultura de la dieta era algo real, cuando comencé mis estudios superiores. Todas y todos comíamos lo mismo, corríamos igual, bebíamos todos los refrescos y frambuesas Country Club (el que sabe,

sabe) y aun así, éramos diferentes. Comíamos arroz con habichuelas a diario, bebíamos jugos … simplemente CO-MÍAMOS.

Yo era delgada o "normal", como dirían muchas personas adultas hoy en día y nunca me obligaron a "limpiar mi plato". ¿Escuché decir "hay niños hambrientos en Santo Domingo deseando tener un plato de comida caliente"? Sí, a menudo, como nos pasó a todos. Pero nunca me vi obligada a terminar todo en mi plato solo porque sí. A los ojos de mi familia, no necesitaba que me controlaran la comida y tampoco a ningún integrante de mi familia. Tal vez nos adelantamos a nuestro tiempo, pero sé que esa no es la realidad de muchas personas, especialmente en la comunidad latine, donde tantos crecen escuchando que deben comer más, pero al mismo tiempo se espera que no engorden. Esta idea ha sido y sigue siendo una porquería mental, de que debes comer toda la comida de tu plato y pasar por alto tus señales de saciedad, PERO NUNCA, nunca, jamás, aumentar de peso.

En mi familia, la salud no era un tema de preocupación porque sabíamos que lo que comíamos era saludable. Además de la cuenta de bocadillos en la bodega, rara vez comíamos fuera de casa. No porque se considerara "malo", sino porque siempre había alguien cocinando y alimentando a la cuadra. Hasta el día de hoy, sigo creyendo que nuestros alimentos culturales son los mejores. El arroz, los frijoles, la carne y la ensalada de repollo eran la base de mi alimentación, entonces y ahora. Esa comida completa me alimentaba a diario y ahora (con excepción del repollo que mi hija e hijo hoy en día boicotean) también les nutre. Y si tienes una mamá latina, sé que recibes esa llamada telefónica diaria para preguntar qué les diste de comer. Si la respuesta no está a la altura de sus estándares, con toda seguridad te estarán sermoneando.

Mientras crecía, siempre sentí que se me permitía simplemente ser. Aunque nunca se hicieron comentarios explícitos sobre mi cuerpo, la imagen corporal fue algo con lo que luché de una manera diferente, no por mi familia (que sé que es el caso de muchas familias latinas), sino por la televisión. Si creciste viendo telenovelas, sabes que el estándar de oro era marcadamente europeo. Las protagonistas nunca se parecían a mí y, seamos honestas, TODAS queríamos tener vientres planos, cinturas pequeñas y el cabello largo hasta las nalgas. Algunas de ustedes tal vez lo tenían, pero yo no. Mi cabello era tremendamente rizado y lo alisaba cada semana para sentir que encajaba. Durante años, mi apodo fue Panza de maco, que traducido del dominicano significa 'barriga de sapo'. Afortunadamente, desapareció cuando llegué a la adolescencia y mi barriga se desvaneció, pero no fue sino hasta la adultez cuando me di cuenta de cuánto me había afectado.

Sin embargo, a diferencia de muchas personas que crecieron en una familia latina, ese apodo nunca cambió la forma en que comía o me comportaba. Como pasa con muchos apodos latinos, no puedes elegirlos, suelen ser muy inapropiados y rara vez desaparecen. Por suerte para mí, el mío desapareció con el tiempo, lo que no cambió fue el deseo de tener un vientre plano. No estoy segura si fue por mi falta de interés en cosas como esta o aquella (aunque en ese entonces no tenía las palabras para explicarlo), pero tuve un pequeño privilegio: nunca traté de alterar mis hábitos alimenticios para cambiar mi barriga. Desapareció por sí sola, pero reconozco que ese no es el caso para todo el mundo.

Nunca llegué al punto de querer cambiar mi cuerpo haciendo algo extremo. Cuando comencé mis estudios universitarios, me enfrenté a la realidad de que otras personas a mi alrededor sí lo hacían. Por primera vez en mi vida, estuve rodeada de muchas personas delgadas y blancas, y observé cómo restringían su alimentación, hacían dieta y hablaban sobre sus cuerpos de una manera que nunca había experimentado. Como muchas y muchos estadounidenses de primera generación, fui a la universidad con la esperanza de enorgullecer a mi madre y padre, al ser la primera de mi familia en asistir a una universidad. En 2006, comencé mi viaje en la Universidad Estatal de Pensilvania como estudiante de medicina y, sí, quería ser pediatra. Pero, como es típico en Dalina (siempre odié los deportes y la actividad física) no me inscribí a tiempo para la obtención de un crédito en una materia de Educación Física. Mi asesor me dijo que, como parte de mi beca, necesitaba agregar un crédito más en Educación Física para mi semestre de otoño y, como esperé demasiado, terminé en Nutrición 101.

Ahí comenzó mi amor por la nutrición. Siempre me gustó la comida, pero nunca me di cuenta de que tenía un papel tan importante en la salud. Jamás vi realmente la comida como una "medicina". Para mí, la comida era solo comida, pero cuando tomé esta clase, mi perspectiva cambió. Inmediatamente, decidí que quería convertirme en dietista registrada. Ese semestre me enseñó que no quería esperar hasta que la gente estuviera enferma, quería ayudarla antes. Sabía que quería usar mi pasión por la ciencia para marcar una diferencia en mi comunidad y, desde ese momento, supe que ese era mi verdadero camino. Y eso fue lo que me propuse hacer. No sabía que la falta de diversidad en el campo, los conceptos erróneos sobre los alimentos latinos y los determinantes sociales eran los verdaderos factores responsables de mantener enfermas a mis comunidades latinas. Me enseñaron una visión de la nutrición muy blanqueada, lo que me generó una gran disonancia: sabía a quién quería servir, pero no tenía claro qué tipo de dietista quería ser.

En 2018, creé mi cuenta en redes sociales y la llamé *Nutritiously Yours* (Nutritivamente suya), el nombre de mi consultorio privado en Filadelfia. Apenas publicaba contenido y estaba toda desperdigada. Sin embargo, en 2019, mientras intentaba expandir mi consulta y, además, estaba frustrada por la desinformación sobre nutrición que había en el mundo (específicamente dentro de la comunidad latine) estaba lista para tomar las cosas en serio. Ya atendía con éxito a pacientes en persona, a través de seguros, pero quería crecer, así que trabajé con una entrenadora de negocios para que me ayudara a configurar la parte en línea de mi consulta. Ella me instó a cambiar mi nombre de usuaria en Instagram por otro con el que la gente pudiera conectarse y supe exactamente lo que debía hacer. Así nació: *Your.Latina. Nutritionist.*

La gente estaba lista para escuchar una perspectiva diferente sobre la nutrición y me siguieron por mi atrevimiento, mi enfoque de la vida real y por las malas palabras. Es posible que te preguntes por qué elegí *Your.Latina.*

Nutritionist en lugar de *Your.Latina.Dietitian*, ya que soy una dietista registrada. La razón principal es que la mayoría de las personas no tiene ni idea de lo que es una o un dietista, mientras que el término nutricionista es un poco más conocido.

En segundo lugar, es importante señalar que, si bien todas las personas dietistas son nutricionistas, no todas las nutricionistas son dietistas. Para obtener la acreditación como dietista, es necesario contar con, al menos, una licenciatura en Ciencias de la Nutrición. Yo estudié en Penn State (*WE ARE*), donde completé mil doscientas horas de práctica supervisada (también conocidas como pasantías no remuneradas o lo que otras profesiones llaman "residencias") y, posteriormente, presenté el examen de registro para obtener el título de dietista registrada.

Aprendemos a alimentar a las personas por sonda, tratar enfermedades con nutrición y aconsejar a los pacientes (aunque, en mi opinión, se debería ofrecer más capacitación en este último aspecto). Quería convertirme en una mejor consejera, así que obtuve mi maestría en educación nutricional y, debido a los requisitos establecidos por la Academia de Nutrición y Dietética, a partir de 2025, las y los nuevos dietistas deberán contar con una maestría. Dicho esto, cualquiera puede llamarse nutricionista, ya que no es un término monitoreado. Por lo tanto, cuando trabajes con alguien, verifica sus credenciales. Hay muchas personas que solo toman un curso de tres horas y se presentan como profesionales. Decidí escribir este libro porque me di cuenta de que muchas de las personas con las que trabajo y con las que hablo a diario, no tienen idea de lo saludables que pueden ser nuestros alimentos culturales. Quiero desafiar estas narrativas y demostrar que es posible elevar la noción de la nutrición desde una perspectiva positiva.

Si bien creo firmemente que cualquiera que lea este libro podrá llevarse información valiosa para su viaje hacia la libertad alimentaria, quiero enfatizar que se centrará en la comida y la cultura latinas.

A lo largo del libro usaré la palabra *latine* o latina para describir los alimentos culturales. *Latine* es el término de género neutro que se pronuncia más fácilmente que *latinx* en lengua española nativa. Podría usar latinx aquí y allá dependiendo de cómo tecleen mis dedos. Ambos significan lo mismo.

En cuanto a mí, me describo como latina y cariñosamente llamo a mis seguidoras: *chulas. Chula* es un término cariñoso que comencé a usar en publicaciones de Instagram. A la gente le encantó y *¡boom!*, se quedó. A medida que nos sumerjamos juntos en este libro, tendrás la oportunidad de verte a ti misma reflejada en las historias de otras chulas.

Creo que todas las personas merecen ser tratadas con dignidad y respeto independientemente de su identidad de género, sexo y raza. Y, aunque este libro está destinado a enseñar a todas las personas, hablaré desde mi experiencia latina y puede que no se ajuste a tu experiencia particular. Y eso está bien. También es importante tener en cuenta que, sin importar si eres latine, latino, latinx, BIPOC o blanco, es posible que mis experiencias no reflejen las tuyas y eso también está bien.

Voy a ser endemoniadamente honesta y vulnerable con ustedes: escribir un maldito libro es duro. Quiero hacerlo bien, quiero que mi comunidad se sienta vista y escuchada.

No quiero más estereotipos sobre nosotras y nosotros: quiero que nos celebremos, lo que significa, escribir un libro que nos represente y merezcamos. Pero también es una gran presión, porque el síndrome del impostor se cuela y me dice que no soy lo suficientemente buena y que la voy a cagar. Reconozco que no todo el mundo se sentirá identificado con mi mensaje, pero mi esperanza es que aquí encuentres algo que aprendas para mejorar tu propia relación con la comida. La verdad es que vivo en un cuerpo delgado y me beneficio del privilegio de la delgadez. Es importante reconocer que hablar de la dieta, la cultura y el peso, sin enfrentar la violencia cotidiana contra los cuerpos gordos, me parece muy mal. Aunque mi IMC (índice de masa corporal) indique "sobrepeso", puedo entrar a un consultorio médico y no decir una sola palabra sobre mi peso. Sé que tengo el privilegio de ser vista por el mundo médico como saludable porque me presento delgada y poca gente me cuestiona (bueno, algunos troles me insultan en Internet). Estoy consciente de que debe ser difícil experimentar lo contrario y no estoy aquí para decirte cómo sentirte, porque eso sería jodidamente incorrecto.

Si realmente queremos desmantelar la cultura de la dieta —que es lo mismo que el patriarcado y la supremacía blanca— tenemos mucho trabajo por hacer. No tengo todas las respuestas ni todas las experiencias vividas, pero como dietista registrada, usaré mis privilegios para difundir esta información y ayudar a educar sobre alimentación y salud. Hablaré sobre estos temas, elevaré las voces de quienes pueda y seré honesta con ustedes. Una vez, una enfermera practicante me dijo: "No soy una adicta; no he vivido esa experiencia. Sin embargo, escucho a mis pacientes, respeto la distancia y hago lo que puedo para ayudarlos. No necesito ser una adicta para ser su enfermera. No es necesario ser gorda o tener la experiencia vivida de serlo para ayudar a las personas a sentirse vistas y hacer este trabajo. Este libro es para que las personas con cuerpos más grandes se sientan vistas y escuchadas, NO juzgadas ni avergonzadas. Como dietista, mi trabajo es ayudarlas a ser más saludables, cualquiera que sea el significado de salud para ellas.

Este no es un libro para bajar de peso. Este libro trata sobre la nutrición y sobre cómo sanar nuestra relación con la comida. Dicho esto, no avergüenzo a nadie por querer perder peso, ¿quién coño no quiere? La sociedad nos ha condicionado a creer que debemos ser delgadas para ser bonitas, delgadas para ser aceptadas, para ser tratadas con dignidad y respeto. Eso es una mierda. Todo lo que podemos hacer es tratar de encontrar paz y estabilidad con nuestro peso.

Este libro crea un espacio donde tú, tu comida y tu cultura son vistas, aunque es posible que no toque todos los puntos debajo de la sombrilla de la salud y la nutrición, y eso está bien. No debes tomarlo como un evangelio, porque así es como salpica la mierda (te veo, movimiento de la alimentación intuitiva). Así que, mientras lees, ten en cuenta que estoy haciendo lo mejor que puedo con el conocimiento que tengo en este momento y, cuanto más aprendo, más deshago los paradigmas conflictivos que me han enseñado. Te animo a que sigas aprendiendo de las y los liberacionistas gordos. Entiendo que, con mi pequeño privilegio, este mensaje puede ser más fácil de recibir para muchas personas. Sin embargo, no tengo la experiencia vivida, así que te imploro que busques a las increíbles liberacionistas gordas que comparten su trabajo e historias y aprendas de ellas. Escúchalas. Están haciendo el trabajo y merecen reconocimiento.

Mi propósito es elevar a mi comunidad y, en su mayoría, compartiré historias de mujeres, mis chulas, que han trabajado conmigo. Denunciaré el racismo, la supremacía blanca, la gordofobia, la homofobia, la transfobia y cualquier otro problema que afecte el acceso de las personas a la comida y la salud. Si estos temas te incomodan, tal vez este no sea el libro para ti. Sé que no soy la "tacita de café" de todo el mundo.

Aunque soy una dietista registrada, quiero señalar que NO soy tu dietista. Lo que lees en este libro son pautas generales y siempre debes consultar con tu profesional médico para recibir atención individualizada.

A lo largo de estas páginas, te mostraré cómo la cultura de la dieta se ha arraigado tan profundamente en nuestra sociedad. A pesar de que la palabra *dieta* ha adquirido una connotación más negativa en los últimos años, todavía se las arregla para infiltrarse en todos los aspectos de nuestra cultura. Te enseñaré las cosas buenas que ha aportado el movimiento de la alimentación intuitiva para desafiar la cultura de la dieta, así como también dónde falla al no adaptarse a nuestra cultura y por qué es importante centrarnos en nuestros alimentos culturales.

Compartiré mi guía para alcanzar una salud auténtica a través de mi método CHULA. No hay una talla única para todas las personas cuando se trata de salud, pero mi esperanza es brindarte las herramientas que necesitas para tomar decisiones que funcionen para TI.

Escribo este libro para quienes, como yo, crecieron escuchando el reguetón de la vieja escuela del 2000, que pasaron muchas noches perreando con Don Omar y Wisin y Yandel. Que explotaron con *Gasolina* de Daddy Yankee. Que harían absolutamente cualquier cosa para conocer a Romeo Santos (¡ROMEO, TE AMO!). Y para cualquier latina que haya sido victimizada personalmente con las palabras: ¡Mija, estás gorda!

Este libro es para quienes están cansados de que les digan que nuestras comidas latinas son malas, que debemos dejar de comer tortillas y que el arroz integral es mejor que el arroz blanco. (Alerta de *spoiler*: NO lo es).

Este libro es para que te sientas vista y escuchada. Como latina, conozco la cultura, conozco las tradiciones, como los alimentos. Conozco la ciencia y quiero compartirla contigo de una forma que puedas aplicarla, no solo para sanar tu relación con la comida, sino también la de tu mami, tu prima, tus tías. Espero que juntas podamos romper los traumas generacionales y aprender de verdad a abrazar todo nuestro ser.

Mi mayor temor es que la cultura de la dieta nos robe nuestras tradiciones y que ya no las podamos transmitir a nuestras hijas e hijos. Quiero que crezcan comiendo los alimentos que mi mamá me enseñó a preparar y espero que se los enseñen a sus generaciones, porque la comida es mucho más que calorías que entran y salen. La comida es amor. La comida es tradición.

Mi esperanza cuando leas este libro es que simplemente comas: comas con alegría, comas por salud, comas sin miedo.

RESUMIENDO: Mi nombre es Dalina. Soy dominicana de primera generación y tengo una hija y un hijo, que son fabulosos. Me encanta la nutrición. Conozco y tengo la ciencia para respaldar que nuestros alimentos culturales son increíbles. ¡No, no necesitamos cambiarlos! Y todas, quiero decir TODAS las personas, merecen que se les trate con dignidad y respeto. En este libro voy a enseñarte a sanar tu relación con la comida.

¡Entrémosle a esta mierda, mi chula!

PRIMERA PARTE

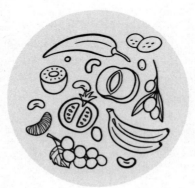

1

LAS DIETAS Y TÚ
Historia de Chula: Vanessa

Vanessa es una joven de veintisiete años que vive en Los Ángeles, donde trabaja como maestra de escuela. Me encontró en Instagram y comenzó a trabajar conmigo un año después de que su médico le dijera que era "obesa" y que necesitaba perder peso. Sin importar los resultados de sus análisis de laboratorio, siempre la presionaron para que perdiera peso diciéndole que, si no cambiaba sus hábitos, según su IMC seguramente desarrollaría diabetes. Su médico le dijo que la comida mexicana que estaba comiendo era "mala" y que, debido a que comía arroz y tortillas, tenía un cincuenta por ciento de probabilidades de convertirse en diabética.

Presa del pánico, Vanessa hizo lo que haría cualquiera: se puso a dieta. Comenzó a hacerlo cuando tenía quince años, preparándose para su fiesta de quinceañera y siguió experimentando con dietas a lo largo de su vida adulta. Esta es una historia que muchas de ustedes conocen: comenzar una dieta por una razón específica, solo para que más tarde vuelva a aparecer.

En este caso, su médico le pidió directamente que volviera a hacer dieta. Eliminó todos los alimentos mexicanos, empezó a contar calorías y pronto estaba obsesionada.

No podía dejar de pensar en la comida, las calorías y en "ganarse" lo que comía. Como les ocurre a muchas personas cuando se someten a dietas rigurosas, perdió peso, pero sus amigas y amigos comenzaron a notar lo abrumada que estaba y se preocuparon. Su cabello se estaba adelgazando, sus uñas se volvían quebradizas, apenas comía y pasaba todo el tiempo en el gimnasio. Para muchos esto parece "saludable", ya que constantemente le decían lo increíble que se veía y cuánta "fuerza de voluntad" tenía. La constante reafirmación la motivaba a seguir adelante. Un año después, regresó con el médico y le dijo que lo que había hecho no era suficiente, porque su IMC todavía no era normal. A lo largo de este capítulo seguiremos la historia de Vanessa para analizar cómo se creó la cultura de la dieta y de qué manera el sistema médico puede, a menudo causar más daño que bien.

Desmantelar la cultura de la dieta

Antes de que podamos discutir los pasos que deberíamos dar en nuestro viaje hacia la libertad alimentaria, primero debemos analizar lo que ha impactado negativamente en nuestra relación con la comida. La principal sospechosa es la cultura de la dieta.

La cultura de la dieta es un sistema de creencias sociales que valora y promueve la idea de que la pérdida de peso intencional, la delgadez y la alimentación restrictiva son la principal —y única forma— de alcanzar la salud y el bienestar. Este sistema de creencias ha sido fuertemente perpetuado por los medios de comunicación occidentales y el capitalismo, como mostraré a lo largo de este capítulo. Si buscas en Google *saludable*, inmediatamente te inundarán de imágenes de solo frutas y vegetales, bebidas verdes y, principalmente, mujeres blancas, delgadas y rubias.

Un sistema de creencias nos hace sentir inferiores, como si tuviéramos que cambiar y que todo lo relacionado con nuestra cultura, nuestra apariencia y nuestro cuerpo está mal. Nos infunde el temor de que, si no estamos delgadas, no somos personas sanas. Si no nos restringimos, no somos saludables y no comemos como una mujer blanca, lo adivinaste, no estamos sanas.

Es evidente que nuestra sociedad tiene una obsesión con la delgadez y que esta proviene de múltiples fuentes: desde las creencias de la comunidad médica, hasta la perpetuación de los estándares de belleza en los medios de comunicación. Al asociar la delgadez con algo positivo y con la aceptación social, la sociedad nos ha presionado para que sintamos que debemos ser personas delgadas para que se nos considere dignas. Como verás, esa es una pendiente resbaladiza por la que fácilmente podemos caer.

¡IMC y una mierda!

Estoy segura de que la historia de Vanessa resonó con muchas de ustedes y también de que han sido personalmente víctimas del IMC. El IMC es el acrónimo para Índice de Masa Corporal. Esta fórmula es la pequeña ecuación favorita del sistema médico para supuestamente determinar la salud. Sin embargo, como ya otras personas han señalado antes que yo, no es una medida precisa de salud y nunca se pretendió que lo fuera. Personalmente, lo defino como una ecuación que utiliza nuestra altura y peso para establecer si merecemos que nos traten con dignidad y respeto dentro del sistema médico. La realidad es que probablemente nos han dicho que estamos en una categoría de IMC más alta de lo normal y nos hemos sentido como una completa mierda. Analicemos la historia y la ridiculez detrás de esta pequeña ecuación que sigue utilizando el sistema médico.

El IMC fue creado en la década de 1830 por Adolphe Quetelet, un matemático, estadístico y socialista belga. Tenía la misión de definir al hombre promedio que pudiera representar las cualidades de la población y la "belleza ideal". La fórmula utiliza el peso en kg dividido por el cuadrado de la altura en metros. Él mismo pensaba que el IMC no debía usarse de manera individual, sino para la población, después de todo era un estadístico.[1] Quetelet cofundó la escuela de criminología positivista, que sentó las bases de la eugenesia, una ideología que empezó a cobrar fuerza a principios del siglo XIX. La eugenesia es la ciencia que intenta mejorar la genética humana a través de diversas intervenciones (¿suena inquietantemente similar al mundo actual del bienestar?). Esencialmente, fue utilizada por figuras como Cesare Lombroso[2], criminólogo y médico italiano, para construir ideologías que establecían que las personas de color eran salvajes debido a sus cuerpos, narices y orejas más grandes; su piel oscura, sus labios protuberantes, el vello corporal excesivo y más.

Estas creencias pseudocientíficas se utilizaron para identificar la peligrosidad de un individuo.[3] Básicamente, el IMC fue el punto de partida mediante el cual los hombres blancos identificaron los cuerpos que eran / son considerados ideales y bellos, mientras que, esencialmente, patologiza y trata de borrar de la población humana las características indeseables y las discapacidades para, en principio, mejorar la raza blanca.

Es importante mencionar que muchas personas argumentan que el IMC en sí mismo no fue creado con intenciones racistas. Lo cierto es que nació en una época en la que se introdujeron ideologías que etiquetaban a las personas de color, específicamente a las negras, como "salvajes" y, tratando de alcanzar el ideal de "perfección", comparaban a las personas blancas con las negras, llegando a la conclusión de que las blancas representaban la "belleza ideal".

En ese momento, poblaciones que parecían ser la mayoría mundial, ni siquiera eran reconocidas como personas, por lo que, decir que el IMC no fue creado explícitamente para ser racista, borra el hecho de que las personas negras fueron deshumanizadas en función de su apariencia. Y esto sigue ocurriendo hoy en día.

Hasta la década de 1940, el IMC no era utilizado como método principal para medir la salud, pero las compañías de seguros en Estados Unidos buscaban formas de vender seguros de vida a las personas. Así que comenzaron a usar tablas de peso y altura basadas en los datos que las personas reportaban por cuenta propia y, a partir de estas cifras, establecieron las primas de los seguros de vida. En la década de 1950, los médicos tomaron estas tablas como referencia para determinar el "peso deseable"[4] de sus pacientes, porque era un método muy simple. Hasta el día de hoy, el IMC sigue siendo utilizado por aseguradoras para aprobar todo tipo de atención médica y determinar

32 | LA ANTIDIETA PARA LATINAS

nuestras primas, por lo cual, este enredo, en mi opinión, no terminará pronto. Ganan demasiado dinero usando este pequeño gráfico para dejarlo ir tan fácilmente. Luego, Ancel Keys, un psicólogo estadounidense que estudió principalmente las dietas y las enfermedades cardíacas en el siglo XX, comenzó a investigar de nuevo esta ecuación. En 1972, publicó un artículo en el que comparaba diferentes métodos antropométricos para medir la grasa corporal y las opciones que se tenían al momento. A raíz de este estudio, más investigaciones comenzaron a utilizarlo y se acuñó el término IMC. En este artículo en particular, Keys utilizó una muestra de trece mil hombres de mediana edad provenientes de Estados Unidos, Japón, Italia, Grecia, Países Bajos, Finlandia y luego Yugoslavia. (Nótese nuevamente cómo la gente de color o personas fuera del género masculino no fueron ncluidas en este estudio. En 1985, el Instituto Nacional de Salud (NIH, por sus siglas en inglés) comenzó a usarlo en su definición de "sobrepeso" y "obesidad". A partir de entonces, su uso fue ampliamente aceptado por la comunidad científica y en 1995 la Organización Mundial de la Salud (OMS) adoptó el término IMC. Las clasificaciones establecidas son las siguientes:[i]

- IMC inferior a 18.5: rango de bajo peso.
- IMC entre 18.5 y <25: rango de peso saludable.

---

[i] Notarás a lo largo del texto que pondré ciertos términos como "obesidad" entre comillas para reconocer que esta palabra puede significar cosas diferentes para distintas personas. Puede ser muy patologizante para quienes viven en cuerpos más grandes. También se usa en el mundo médico y científico, por lo que cuando cito investigaciones o datos, estas palabras se incluirán, pero siempre entre comillas.

- IMC entre 25.0 y <30: rango de "sobrepeso".
- IMC de 30.0 o superior: rango de "obesidad".

En 1998, el Instituto Nacional de la Salud (NIH, por sus siglas en inglés) reclasificó el rango normal del IMC considerado peso saludable, de <27 a <25, lo que dio como resultado, que treinta millones de estadounidenses tuvieran sobrepeso u obesidad de la noche a la mañana, generando una gran controversia. El razonamiento fue alinearse con los nuevos datos que ayudarían a un mejor diagnóstico de enfermedades como la diabetes, la hipertensión y las enfermedades cardiovasculares. Incluso si esto se hizo con la esperanza de ayudar a reducir el riesgo de diabetes y las tasas de enfermedades cardiovasculares, ha sucedido lo contrario, puesto que el estigma del peso está vivo y desenfrenado, lo que discutiremos en este capítulo. Primero, hablemos de por qué el IMC nos perjudica más de lo que nos ayuda a encontrar "salud":

1. Simplifica demasiado la salud: no mide la grasa versus el músculo, la distribución de la grasa, la densidad ósea o la salud en general.
2. No toma en cuenta las diferencias en el cuerpo: la edad, sexo, etnia y determinantes sociales pueden afectar la salud de una persona.
3. El IMC refuerza el estigma del peso: lo que significa que el personal de salud se enfoca demasiado en el peso como un comportamiento y pasan por alto otros indicadores determinantes y, por lo tanto, descuidan las conversaciones para encontrar los principales problemas o tomar en serio los síntomas.

34 | LA ANTIDIETA PARA LATINAS

4. Puede llevar a comportamientos dietéticos dañinos y trastornos alimenticios: en la búsqueda de lograr un IMC "saludable", puede conducir a un ciclo de pérdida-ganancia de peso (efecto yoyo) perjudicial para tu salud, aumentando el riesgo de afecciones crónicas, más allá de lo que lo haría tu categoría dentro del IMC.

Desafortunadamente, no importa cómo se mire, el IMC patologiza a las personas y en nombre de la "salud", las lleva a ir demasiado lejos para perder peso y alcanzar esos números en la escala del IMC, a menudo, bajo el riesgo de un trastorno alimentario o un desorden alimenticio. Este enfoque de "salud" es en realidad salubrismo, lo cual es una creencia moral de que cada persona debe estar "sana de manual" todo el tiempo, pase lo que pase. La idea de que la salud es una obligación moral se deriva de valores como la pureza, la prudencia y la rectitud. Buscar la salud es una forma de alcanzar la superioridad moral, como enseñan tanto los grupos religiosos como los puritanos. En esta línea de pensamiento, no buscar la salud para tu ser individual es moralmente reprobable.

Como puedes imaginar, esto no es cierto en absoluto. En primer lugar, algunas personas nacen con problemas genéticos que no les permiten ser "saludables de manual" y, en segundo lugar, incluso cuando hacen todo bien, algunas aún pueden enfermarse. Así que, a pesar de todo, el salubrismo en general nos perjudica. Se centra de manera excesiva en la salud y, con frecuencia, puede dar lugar a discriminaciones, como el estigma del peso, la exclusión de las personas con discapacidades o enfermedades crónicas y la presión para seguir dietas insostenibles. Nadie le debe salud a nadie. Y, sin embargo, con el salubrismo, algo queda muy claro: la única forma en que alguien es considerado digno es si está sano y, por lo tanto, se le considera superior. De eso se trata la eugenesia. Las personas merecen ser tratadas con dignidad y respeto, independientemente de su estado de salud. No obstante, el salubrismo y el IMC realmente refuerzan la idea binaria de que solo hay una forma de ser saludable y aceptable para la sociedad: la delgadez.

Mientras escribía este libro, se publicó un artículo en el *New York Times* titulado "Medical Group Says B.M.I. Alone Is Not Enough to Assess Health and Weight" (Un grupo médico dice que el IMC por sí solo no es suficiente para evaluar la salud y el peso). El índice de masa corporal ha sido, durante mucho tiempo, una medida estándar, aunque controvertida, del peso y la salud. La Asociación Médica Estadounidense votó sobre una nueva política que alentaba al personal médico a NO confiar en el IMC. El artículo comienza con esta afirmación:

> La Asociación Médica Estadounidense votó a favor de adoptar una nueva política que aliente a los médicos a no confiar solo en el índice de masa corporal, una métrica utilizada durante mucho tiempo, pero potencialmente engañosa, al evaluar el peso y la salud. Esta política reconoce oficialmente el "daño histórico" que el IMC ha causado y afirma que la métrica se ha utilizado "para la exclusión racista". El doctor Hagan, citado en el artículo, continúa diciendo: "El IMC es simplemente una medida muy pobre de la salud general… alguien con un IMC elevado puede estar perfectamente saludable". Y, sin embargo, a pesar de que

muchos profesionales de la salud lo saben conscientemente, continúan patologizando a sus pacientes y causan daño al omitir los matices que afectan la salud de las personas más allá de su tamaño. Un ejemplo de uno de estos matices es la masa muscular que el IMC no tiene en cuenta. Así, una persona que tiene mayor músculo, puede ser clasificada en esa escala como "obesa" o "con sobrepeso". Además, el IMC no le indica al personal médico el acceso que tienes a la comida, al movimiento y a los espacios para ejercitarte como los parques, lo mismo que a las aceras transitables.

A menudo, pienso que, cuando una persona tiene una enfermedad grave que afecta su salud y potencialmente la pone en riesgo de muerte prematura, tener un IMC más alto puede, de hecho, respaldar resultados positivos mientras aún recibe tratamientos rigurosos, como los del cáncer. Por otro lado, personas con un IMC más alto, todavía pueden experimentar desnutrición. Es esencial mencionar esto porque los trastornos alimentarios pueden ocurrirle a cualquier persona, en cualquier cuerpo y el acceso a alimentos nutritivos tendrá un gran impacto en su salud general, independientemente del IMC. Las campañas de salud pública, constantemente mencionan que ciertos grupos demográficos[ii] tienen un mayor riesgo de padecer afecciones de salud y que una forma de disminuir el riesgo, es reducir el IMC. Por lo tanto, si crees que

---

[ii] Cuando era nutricionista comunitaria, comencé a notar que todas las campañas en el centro de la ciudad tenían como objetivo reducir el IMC. Los materiales incluían folletos rápidos que sugerían lo fácil que podría ser reducir en unos pocos puntos tu IMC. Como recordatorio, "reducir tu IMC" no es un comportamiento; es un resultado.

en tu comunidad se ha enfatizado en el IMC, es posible que hayas experimentado sus efectos. La gente de manera frecuente me pregunta: "Bueno, si no es el IMC, ¿entonces qué?". Hablas con tu cliente. Hablas con tu paciente. Lo ves como un ser humano. Escuchas, proporcionas retroalimentación, pero no patologizas, no dictas, le ayudas a tomar la mejor decisión en ese momento, con lo que tienen disponible. Porque la atracción gravitacional de alguien en esta tierra no debería determinar cómo lo tratas.

El problema con el estigma del peso

El "estigma del peso" es una forma de discriminación basada en el peso, que tiene muchas implicaciones para la salud y el bienestar de quienes viven en cuerpos más grandes. El noventa por ciento de los clientes que acuden a mi consulta, han experimentado discriminación a causa de su peso, por parte de los proveedores de atención médica. Lo que escucho comúnmente que expresan es desesperación.

Volvamos a Vanessa. Compartí una descripción general de su historia con los médicos, pero en este escenario en particular, ella acudió por un problema distinto: por un dolor en el codo. El médico ni siquiera la miró, le revisó el codo o le hizo alguna pregunta. En cambio, le dijo que perder algo de peso ayudaría a sus articulaciones. Ahora bien, todas las personas sabemos que el codo no es una articulación que soporte peso. Es desgarrador y francamente ridículo que profesionales médicos no tengan la decencia de simplemente mirar y hablar con la persona que está frente a ellos sin que surjan los prejuicios. Resulta que mi

38 | LA ANTIDIETA PARA LATINAS

chica tenía codo de tenista a causa de su trabajo repetitivo y su peso nada tenía que ver con su padecimiento. Al final, se vio obligada a ir a otro médico para obtener ese diagnóstico. La suposición del médico es un claro ejemplo de sesgo implícito. Existen dos tipos de sesgos que debemos conocer, especialmente dentro de la comunidad sanitaria:

- Sesgo implícito (inconsciente): Se trata de una creencia o estereotipo que evaluamos inconscientemente o sin darnos cuenta. Los sesgos implícitos pueden formarse a partir de las experiencias que tenemos y nuestros antecedentes culturales. Se pueden usar sesgos implícitos basados en la raza, la edad, el peso y el género, sin ser conscientes de cómo afectan nuestros comportamientos. Algunos ejemplos incluyen juzgar la salud corporal en función del tamaño, como suponer que alguien en un cuerpo más grande tiene diabetes y creer que un médico blanco sabe más que un médico que se parece a su comunidad.

- Sesgo explícito (consciente)[5]: Es una creencia o estereotipo que evaluamos conscientemente, puesto que creemos en una característica o estereotipo específico sobre algo. Las personas pueden optar por actuar con sesgo explícito por miedo o porque están a la defensiva. Es posible que hayas experimentado el sesgo explícito de alguien, si se han rehusado a emplearte debido a tu raza, estilo de peinado o si, simplemente, te han rechazado. Piensa en Vanessa: no se le da un trato justo a su condición, porque su médico está eligiendo conscientemente enfocarse en la talla de su cuerpo.

Ambos tipos de sesgos pueden conducir a peores resultados de salud para las y los pacientes involucrados. Es importante reconocer y abordar estos sesgos para garantizar una atención médica equitativa.

Un artículo publicado en el *International Journal of Obesity* en 2001[6] encontró que los médicos percibían a sus pacientes con cuerpos más grandes (o como ellos dicen con "obesidad") como más molestos, rebeldes y con peor autocontrol. Sí, has leído bien. Los etiquetaron como "molestos", lo cual es sumamente ridículo.

Un estudio de 2013[7] reveló que los médicos mostraban un sesgo implícito contra la obesidad, cuando la percepción del tamaño corporal del paciente coincidía o superaba su propio tamaño. Y en 2009[8], una investigación publicada en la revista *General Internal Medicine*, encontró que el personal médico mostraba menos respeto por sus pacientes con un IMC más alto, lo que demuestra un sesgo consciente.

Entonces, lo que vemos es que, independientemente de la salud real de una persona, antes incluso de que el proveedor médico revise sus pruebas de laboratorio, los pacientes ya están siendo juzgados. Se les etiqueta como perezosos, molestos y carentes de fuerza de voluntad, lo cual es una completa tontería. Este estigma sobre el peso conduce a una atención médica de mala calidad y al aumento de enfermedades crónicas.

La lucha no debe ser contra la "gordura", sino contra el estigma del peso y, cuando está profundamente arraigado en el sistema de atención médica, las personas no reciben la atención que realmente necesitan.

Analicemos por qué el estigma del peso es tan dañino.

Implicaciones físicas:

- **Pobre calidad de atención:** esto queda demostrado en tres de los muchos estudios mencionados anteriormente, que demuestran que los profesionales médicos brindan una atención de menor calidad, lo que resulta en diagnósticos erróneos y problemas de salud que se atribuyen al peso, en lugar de buscar otras causas y realizar más pruebas médicas y análisis de laboratorio.

- **Evitar la atención médica:** las personas temen ser juzgadas por tener un cuerpo más grande (¡y con razón!), por lo que evitan acudir a los chequeos de rutina y eso conduce a que pasen por alto afecciones como niveles elevados de azúcar en la sangre, colesterol, presión arterial e incluso el cáncer. A menudo, cuando acuden al médico, los números ya están fuera de control y se producen estos diagnósticos. Si acudieran antes, se podrían monitorear estos factores, ajustar la nutrición y evitar malos diagnósticos.

- **Ciclo de pérdida-ganancia de peso (efecto yoyo):** se trata de un ciclo repetido de pérdida y aumento de peso que, para muchas personas puede nacer ante la presión de perder peso, antes de acudir al médico. Este ciclo puede tener un impacto negativo en la salud metabólica, lo que conduce al aumento de tasas de enfermedades cardíacas, diabetes y mortalidad.

Implicaciones para la salud mental:

- Angustia mental: el estigma del peso conduce a tasas más altas de depresión, ansiedad y baja autoestima.
- Preocupación por la comida: el estigma del peso conduce a la restricción alimentaria debido al deseo de perder peso, lo que provoca un pensamiento obsesivo en torno a la comida porque el cuerpo tiene hambre, lo que puede aumentar el riesgo de trastornos alimentarios.
- Insatisfacción corporal: una persona insatisfecha con su cuerpo puede estar dispuesta a llegar a extremos para cambiarlo, lo que incrementa el riesgo de padecer trastornos alimentarios.

El estigma del peso no solo está presente en el sistema médico. Ocurre en todos los aspectos de la vida de quienes viven en cuerpos más grandes. Los cuerpos gordos[iii] son discriminados todos los días. Que te digan que por el simple hecho de existir eres molesto o perezoso, atormenta a cualquiera y puede llevar a comportamientos perjudiciales como restricciones alimentarias y atracones.

[iii] Usaré el término "gordo" a lo largo del libro y es posible que escuches a las personas usar la palabra gordo para describir su cuerpo de una manera neutral y no ofensiva. El pensamiento de las y los liberacionistas gordos nos anima a eliminar el estigma de la palabra gordo.

¿Cómo hemos llegado hasta aquí?

Es importante entender cómo la cultura de la dieta y la percepción del cuerpo están arraigadas en la falsa idea de que las formas eurocéntricas de comer son mejores. Volvamos al concepto de la eugenesia y cómo sus seguidores creían que el individuo tenía control total sobre su salud y cómo esto llevó a la creencia de que las personas blancas eran moralmente superiores. Ahora podrías estar pensando, ¿cómo diablos se relaciona esto con la cultura de la dieta? Bueno, REALMENTE es lo mismo. Podemos rastrear la delgadez como el ideal de belleza hasta los inicios de la colonización y el imperialismo americanos. En su libro *Fearing the Black Body: The Racial Origins of Fatphobia* [Temor al cuerpo negro: los orígenes raciales de la gordofobia], la doctora Sabrina Strings comenta que, durante el apogeo de la esclavitud, las personas europeas creían que estar delgadas y controlar lo que comían las convertía en moralmente superiores. Por lo tanto, consideraban que las personas negras eran inferiores debido a sus cuerpos más grandes.

A finales del siglo XV, cuando los europeos expandían sus horizontes, se aventuraron por África y Asia trayendo consigo una combinación de enfermedades y un sentimiento de superioridad. De manera continua etiquetaban a las poblaciones indígenas como "salvajes" o "glotonas", pero, paradójicamente, estaban fascinados por las mismas culturas que menospreciaban. En su búsqueda de dominio, impusieron creencias religiosas, costumbres y vestimenta europeas, modificando las tradiciones centenarias. Los ecos de estas imposiciones siguen siendo palpables hoy en día, influyendo en todo, desde las prácticas religiosas hasta las tendencias de la moda.

A principios del siglo XVI, la trata transatlántica de esclavos intensificó la burla y la deshumanización de los cuerpos negros, transformándolos de curiosidades exóticas a sujetos mercantilizados. Esta deshumanización, junto con las teorías raciales y creencias pseudocientíficas de los siglos XVIII y XIX, permitió a los esclavistas justificar la brutalidad de su comercio y arraigó profundamente las percepciones racistas. En 1749, el autor francés Georges-Louis Leclerc, también conocido como Conde du Buffon[9], influyó en la obra de Darwin y obtuvo un gran reconocimiento por su trabajo en historia natural.

En un capítulo de este conocido texto, *Histoire Naturelle, Generale et particuliere* [Historia Natural, general y particular] enfatizó el color de la piel como una diferencia primaria entre los seres humanos y luego clasificó el tamaño y la forma del cuerpo como características distintivas secundarias. Describió estereotipadamente a los africanos negros como altos, bien formados, pero ingenuos y poco inteligentes. Esto reflejaba las opiniones sesgadas de los intelectuales ingleses anteriores a él, que asociaban el sobrepeso con la lentitud y la falta de inteligencia. Esta retórica se hizo popular y comúnmente aceptada por la sociedad en los siglos siguientes, basándose en las creencias y observaciones de los hombres europeos que entraban en contacto con diferentes culturas.

También se puede ver mucha de esta retórica antigordura y racista en las revistas femeninas del siglo XIX. En 1867, Mary Louise Booth asumió el cargo de editora de *Harper's Bazaar*, que presentaba un segmento titulado *For* the Ugly Girls [Para las chicas feas] que aconsejaba a las mujeres sobre hábitos dietéticos. En la 48.ª edición, Booth responde a una pregunta de una lectora que se queja de su vello facial. Booth no solo califica esto como feo, sino que también lo relaciona con la comida:

> Estos casos desafortunados son el resultado de una constitución mórbida, de fenómenos de la naturaleza que deben ser combatidos como se erradicaría la lepra o la escrófula. El crecimiento extremo del cabello donde no debe hacerlo proviene de la vida grosera o, en las personas jóvenes, se hereda de aquellos cuya sangre está hecha de sustancias demasiado ricas.
>
> Vivir por dos o tres generaciones a base de carnes muy grasosas, mucha pastelería deliciosa, carnes saladas, jamón y pescado, buenos encurtidos en salmuera, en resumen, lo que se llamaría una vida de lujo entre la gente de clase media, es bastante seguro que dejará sus recuerdos en los labios y las cejas.

Otro artículo de 1877 titulado *"Our Women Growing Plump"* [Nuestras mujeres se vuelven regordetas], enfatizaba que el físico esbelto de las mujeres anglosajonas estadounidenses era más deseable que el de sus contrapartes europeas, reflejando los sentimientos de *Godey's Lady's Book*, una revista dedicada a orientar a las mujeres en la etiqueta de la sociedad cristiana blanca.[10] La revista fue creada en 1830 y bajo su primera editora, Sarah Josepha Buell Hale, resaltaba el desarrollo moral de las mujeres, el comportamiento apropiado a los ojos de Dios y la moderación en el consumo. A menudo asociaba el comer en exceso con la inmoralidad y la pérdida de belleza. En su libro *Traits of American Life* (Rasgos de la vida americana), Hale ofrece el siguiente recordatorio:

> Comer en exceso constantemente amortiguará o destruirá las energías de la mente, mientras que las del animal aumentarán hasta que lo inmortal se vuelve perfectamente porcino; y, sin embargo, muchas madres tiernas y delicadas parecen pensar que hacer comer a sus hijos es todo lo que se requiere para hacerlos grandes[11]. El trabajo de la doctora Sabrina Strings es una lectura esencial para desarrollar tu comprensión sobre los orígenes de la antigordura. Ya hemos dicho que gran parte de los sesgos explícitos e implícitos sobre el peso provienen del ámbito médico. El trabajo de Sabrina identifica los orígenes incluso anteriores a la comunidad médica. En su libro, la doctora Strings escribe: "La literatura científica racial desde por lo menos el siglo XVIII ha afirmado que la gordura era 'salvaje' y 'negra'"[12].

Esto se puede ver especialmente en la asociación entre la delgadez y la salud en la comunidad protestante. Dos nombres que eran muy prominentes en la comunidad eran Sylvester Graham[13] (sí, el de las galletas Graham) y el doctor John Harvey Kellogg[13] (sí, el de los cereales). Estos dos creían que comer una dieta vegetariana blanda (sin especias ni sabores picantes), muchos cereales integrales, vegetales y frutas, no solo evitaría tener pensamientos sexuales inapropiados y masturbarse,[iv] sino

---

[iv] Los Corn Flakes se inventaron como un alimento contra la masturbación y si yo tengo que saber esto, tú debes saberlo también porque nunca dejaré de reírme de esto.

que también mejoraría la salud y garantizaría la virtud moral.

Kellogg lideró el movimiento eugenésico en Estados Unidos. Creía en la fundación de una "nueva raza humana" comiendo mejor y superando en número a los salvajes. Alentó a las mujeres blancas a seguir estas dietas, mantenerse delgadas y tener un montón de bebés, porque básicamente creía que los "salvajes" morirían. En su publicación de 1891, *Ladies' Guide in Health and Disease* (Guía de salud y enfermedad para damas), Kellogg argumentó que reformar a las mujeres salvaguardaría la raza anglosajona "superior". Hizo hincapié en el vínculo entre la dieta y el físico de una mujer y la salud general de la raza. Kellogg influyó en la fusión de las perspectivas médicas con las nociones de dieta y peso ideales para los estadounidenses. Las revistas de la época, como *Cosmopolitan*, promovían estos ideales y dietas en sus páginas entre las masas.

Y aunque las afirmaciones del doctor Kellogg no nacieron de la ciencia médica en sí, fue considerado un pez gordo en la comunidad médica y, desafortunadamente, todavía es parte de los libros de medicina que se usan hoy en día. Aún podemos ver cómo sus puntos de vista perduran en la sociedad actual.

La obsesión de los medios de comunicación con la delgadez

1. Hemos visto cómo este condicionamiento hacia la blancura y la delgadez ha persistido a lo largo de

los siglos y continúa causando daño a los sentimientos de las personas de adaptarse a un cierto tipo físico. Hoy en día, este daño a menudo se produce a través de los medios de comunicación. Anne Becker[15] llevó a cabo un estudio histórico titulado: *Estudio de los trastornos alimentarios de Fiji*. Se dividió en dos fases. La primera parte, en 1995, justo después de que se introdujeran los televisores en las islas Fiji y la segunda fase en 1998, cuando se realizaron entrevistas a niñas de la escuela secundaria. El estudio encontró lo siguiente: En 1995, solo unas pocas de las chicas dijeron que hacían dieta para perder peso y ninguna reportó inducirse el vómito. La mayoría de las chicas dijeron sentirse relativamente satisfechas con su cuerpo.

2. En 1998, el estudio encontró cambios significativos. Casi tres cuartas partes de las niñas dijeron que se sentían "demasiado grandes" o gordas, al menos en ocasiones. El 69 % de las niñas reportó que hacía dieta y el 11.3 % dijo que se autoinducía el vómito para controlar el peso

3. El estudio también encontró que las niñas que vivían en una casa con televisión tenían más del triple de probabilidades de tener actitudes y comportamientos indicativos de un trastorno alimentario.

Aquí se trata de Fiji, pero todos podemos estar de acuerdo en que esto se traduce a todo el mundo, especialmente en los EE. UU. Es posible que no sepas, que en América Latina la programación televisiva estadounidense fue la principal fuente de medios de entretenimiento en los años 80 y 90. Veíamos programas estadounidenses populares doblados al español o telenovelas que enfatizaban mucho los ideales de belleza eurocéntricos. La obsesión de nuestra cultura con la delgadez está impregnada de aculturación, que es el proceso de adoptar una nueva cultura. En este caso, como personas latinas que vivimos en los EE. UU., a menudo nos sentimos presionados a adaptarnos a los ideales de belleza occidentales para encajar. Y estos ideales de belleza casi siempre priorizan la delgadez.

Los programas de televisión estadounidenses como *Friends* y *Baywatch*, que fueron populares en América Latina, presentaban un ideal de belleza occidental estrecho que enfatizaba cuerpos esbeltos, blancos y rubios. Para muchas personas, la exposición constante a estos programas podía generar sentimientos de inadecuación y presión para adaptarnos. Además, el estilo de vida y la cultura estadounidenses empujaron hacia la americanización, a veces en contra de nuestras propias tradiciones. Esta mezcla de entretenimiento y sutil imposición cultural influyó tanto en la imagen corporal, como en las percepciones culturales más amplias.

También considera cómo se describen los cuerpos gordos en la literatura y en las películas, y cómo nos hicieron saber y sentir que un personaje no era digno de ser amado hasta que fuera delgado y bonito. Que no importaban hasta que perdieran peso. Que, por mucho que lo intentaran, no era hasta que estaban flacos que se les tomaba en cuenta. Basta pensar en el personaje de Mónica en *Friends* o Schmidt en *New Girl*.

Es alucinante cómo estos espectáculos perpetuaron lo que debía ser la belleza. Justo el otro día vi *Baywatch* aparecer en el televisor y pensé: "¡Mierda, estas mujeres sí eran FLACAS!". Y no, no las estoy criticando. Eran los años 90 y todos sabemos que estaba de moda el "flaco-flaco", cuando el *heroin chic* (que idealizaba la delgadez propia de la adicción a la heroína) se consideraba el ideal.

Muchas y muchos crecimos en una época en que la delgadez extrema era elogiada y considerada el tope de la salud y la belleza. En un artículo del *New York Times* titulado "*A Death Tarnishes Fashion's 'Heroin Look'*" [Una muerte empaña el "look heroína" tan de moda][16], el autor declara:

> Después de años de negación por parte de la industria de la moda de que el consumo de heroína entre sus actores tuviera alguna relación con el llamado estilo *heroin-chic* que se ha vuelto tan frecuente en la fotografía de moda, la sobredosis fatal de Davide Sorrenti, un prometedor fotógrafo de veinte años, en pleno corazón de la escena, fue como el estallido de una pequeña bomba.

A pesar de que la idea del *heroin chic* finalmente se desvaneció, a medida que la gente se dio cuenta de lo poco saludable que era, todavía se convirtió en un elemento básico para muchas mujeres jóvenes que crecieron en los años 90. Fuimos bombardeadas con fotos de supermodelos como Kate Moss y Naomi Campbell, tomadas por fotógrafos que buscaban conectar la cultura popular (Kurt Cobain, el uso de drogas entre las modelos, la escena de las fiestas de los 90, por ejemplo) con la moda. Debido a este enfoque de la publicidad en la moda, comenzamos a asociar la delgadez con salud y belleza.

Las comunidades latines a menudo han estado subrepresentadas en los medios (a menos que se trate del Miss Universo) y además de vendernos el "aspecto ideal", también nos vendieron el sueño americano a través de estos programas y modas. Ya sea que queramos aceptarlo o no, el sueño americano significaba entonces y, aún ahora, ser delgada, blanca, rubia y preferiblemente correr por la playa en un bikini rojo como Pamela Anderson o, incluso mejor para nuestro yo adolescente, parecernos a las gemelas de *Sweet Valley High* (¡vaya que esas novelas me tenían estrangulada!). Realmente nos quedamos pensando seriamente en que solo había una forma de lucir para poder encajar. No es necesario que un médico te diga tu IMC para querer perder peso porque la presión está en todas partes. Cuando consideramos todas las diferentes formas en que hemos sido condicionados a valorar la delgadez, no es de extrañar que los desórdenes alimenticios y los trastornos alimentarios estén en aumento. Entre 2000 y 2018, la prevalencia de los trastornos alimentarios en todo el mundo se ha más que duplicado[17].

Trastornos alimentarios + desórdenes alimenticios

Los trastornos alimentarios son un problema de salud mental. Las tasas de trastorno por atracón y bulimia en la comunidad latine van en aumento, siendo estos dos los más prevalentes. Desafortunadamente, estos diagnósticos no se detectan ni se diagnostican en nuestras comunidades, principalmente debido al racismo. Hay poca investigación sobre los trastornos alimentarios en las comunidades negras, indígenas y de color (BIPOC, por sus siglas en inglés).

Se ven filtrados a través de sistemas que están establecidos, principalmente, para tratar a mujeres blancas. Muchos proveedores de atención médica confunden los síntomas de los trastornos alimentarios con conductas de "estilo de vida saludable" en las comunidades BIPOC, debido a que las personas viven en cuerpos más grandes y estos comportamientos son atribuidos al deseo de perder peso (que, como ya se ha mencionado, es muy valorado dentro del campo médico). Los trastornos alimentarios son una condición de salud mental que cumple con los criterios diagnósticos del DSM-5, el *Diagnostic and Statistical Manual of Mental Disorders* [Manual diagnóstico y estadístico de los trastornos mentales] y requiere intervención clínica debido al importante riesgo para la salud mental que representan. Los trastornos alimentarios en el DSM-5 incluyen anorexia, bulimia y atracones. Los desórdenes alimenticios son una variedad de comportamientos alimentarios irregulares, que pueden o no garantizar un diagnóstico. Los ejemplos incluyen dietas yoyo crónicas, sentimientos de culpa y vergüenza en torno al comer, fluctuaciones frecuentes de peso, reglas y rutinas rígidas en torno a la comida (como la ortorexia, comer demasiado saludable) y preocupación por la comida, el tamaño del cuerpo y el peso. Una encuesta en la revista *Self*[18] reportó que el 75 % de las mujeres en Estados Unidos muestran comportamientos alimentarios desordenados y el 53 % de las personas que hacen dieta ya tenían un peso "normal", pero aún querían perder más. No sé ustedes, pero esto describe alrededor del 90 % de las mujeres en mi vida personal y profesional. Un estudio publicado en el *Journal of the American Academy of Child and Adolescent Physiatry* [Revista de la Academia Estadounidense de Fisiatría Infantil y Adolescente] encontró que un tercio de las niñas y niños de nueve a diez años han reportado hacer dieta y más del 50 % tratan de ejercitarse para perder peso. También es importante recordar que las niñas, niños y adolescentes necesitan calorías, es decir, necesitan energía, para crecer. Si bien las calorías son la fuente de energía de nuestro cuerpo, el concepto de calorías desafortunadamente está ligado a la restricción y al cambio de la apariencia de nuestro cuerpo. La pubertad y la adolescencia son años de rápido crecimiento, ya que durante este periodo estamos produciendo mucha masa ósea y por eso es común observar estirones de crecimiento de la noche a la mañana. La restricción y las dietas solo perjudican a las infancias. Es importante que coman lo suficiente, de manera constante y con variedad.

Trastornos alimentarios en la comunidad latine

Los trastornos alimentarios afectan a todo el mundo, a todos los cuerpos y a todas las razas y etnias. Por desgracia, el rostro de los trastornos alimenticios es la mujer blanca, delgada y frágil. Lo vemos en los anuncios, en la televisión y en los medios de comunicación. Pienso específicamente en la película de Netflix de 2017 *To the Bone* [Hasta los huesos], protagonizada por Lily Collins y Keanu Reeves. Incluso lo que vemos cuando miramos los folletos de los centros de tratamiento de trastornos alimentarios, son mujeres blancas, delgadas y frágiles.

Si bien sabemos que los trastornos alimentarios son un problema en este país, ya que el 9 % de la población padece alguno[19], lamentablemente, en la comunidad latine, esta cifra está muy por debajo de la realidad. No solemos pensar en los efectos que tienen los trastornos alimentarios sobre nosotros y esto puede hacer que pasemos por alto señales clave de que algo anda mal.

Estigma comunitario en torno a los desórdenes alimenticios

También creo que una de las razones por las que realmente no hablamos sobre los desórdenes alimenticios en nuestra comunidad es porque la expresión para ello se siente extraña en español: trastorno de alimentación. En mi forma dominicana de hablar suena un poco burgués. Puedo imaginarme a las tías diciendo: "Qué trastorno ni que trastorno... ¡Coño, usted come y ya!".

Porque, ¿por qué nos sentiríamos así? Nos dan de comer y deberíamos estar agradecidos, ¿no? Piénsalo: para nuestras comunidades, deberíamos tener agradecimiento. Vivimos en este país de las llamadas oportunidades, nos alimentan y tenemos un techo sobre nuestras cabezas y, según dicen, estamos mucho mejor que los que pasan hambre en todos los lugares que mencionan. Esto es cierto, pero siempre pueden coexistir dos verdades.

Sí, tenemos acceso a la comida, pero también estamos inmersos en un mundo que valora la delgadez. Dondequiera que mires —redes sociales, el sistema médico, la vida—, todo el mundo está en la búsqueda de la delgadez.

Y esa delgadez nos brinda proximidad a la blancura y esa blancura nos permite, finalmente, que nos vean y nos escuchen. ¿Y quién no quiere ser vista y escuchada?

Sin embargo, la negación y la colonización dentro de nuestras comunidades han contribuido al desafío de comprender los problemas de salud mental y el trauma, ya sea que lo reconozcamos o no. Como muchas personas ancianas en nuestras comunidades han enfatizado tantas veces: no tenían el lujo de reconocer sentimientos de depresión o ansiedad. Este sentimiento se repite en hogares como el mío, donde hablar de nuestras luchas emocionales no era la norma. Cuando menciono asistir a terapia, la respuesta favorita de mi padre es: "Usted no está loca, no necesita terapia".

Nos condicionaron a no expresar abiertamente nuestras preocupaciones emocionales y esto se transmite de generación en generación. Mi incapacidad para reprimir mis emociones me valió la etiqueta de "dramática", puesto que me negaba a callar mis sentimientos porque esta chica es una llorona. Sin embargo, debemos ser capaces de reconocer que nuestra educación y su negación a permitirnos abordar nuestras emociones y bienestar, solo nos ha dejado aferradas a esos sentimientos y lidiando con muchos problemas de salud mental.

Encontré algunos estudios [20] [21] [22] que muestran la importancia de la aculturación, el cambio cultural y el conflicto intergeneracional dentro de la comunidad latine y cómo estos, combinados con nuestra tendencia a reprimir las emociones, han dado forma a nuestras percepciones de la salud mental y las dificultades emocionales. Es esencial conectar esta discusión con otro aspecto crítico del bienestar: la escasez de alimentos y la inseguridad alimentaria. Las investigaciones indican que la escasez de alimentos y la inseguridad alimentaria son preocupaciones generalizadas dentro de la comunidad latine, particularmente entre los inmigrantes y las familias de bajos ingresos. La interacción entre la aculturación y estos desafíos alimentarios puede conducir a mayores casos de desórdenes alimenticios. La aculturación, con frecuencia, implica cambios en la dieta y la adopción de hábitos alimenticios occidentales, lo que puede aumentar las preocupaciones relacionadas con la imagen corporal y el peso, contribuyendo así, a la aparición de desórdenes alimenticios.

Un estudio relevante titulado *Epidemiology of eating disorders in Latin America* (Epidemiología de los desórdenes alimenticios en América Latina), aborda la prevalencia y epidemiología de los trastornos alimentarios en la región[23]. Además, el estudio *Understanding Eating Disorders among Latinas*[24] [Entendiendo los desórdenes alimenticios entre las latinas] ha sido fundamental para profundizar nuestra comprensión de los desórdenes alimenticios específicamente entre las mujeres latinas.

Estos estudios destacan la relación entre la aculturación y diversos síntomas de los desórdenes alimenticios. Por ejemplo, Kolar y otros[25] indicaron que los niveles más elevados de estrés aculturativo se asocian con una mayor incidencia de síntomas bulímicos y atracones. Esta relación puede verse exacerbada por los factores estresantes adicionales de la escasez de alimentos y la inseguridad, creando una compleja red de elementos que contribuyen a comportamientos alimentarios desordenados. Y la presión para ajustarse a los ideales de belleza occidentales que priorizan la delgadez puede intensificar aún más el riesgo de desarrollar desórdenes alimenticios en este contexto.

Para romper este ciclo, es crucial fomentar conversaciones abiertas sobre la salud mental y las luchas emocionales dentro de nuestras comunidades, reconociendo que la salud mental es una preocupación válida, que merece atención. Abordar la escasez de alimentos y la inseguridad, al tiempo que se promueven hábitos saludables que respeten los diversos orígenes culturales, puede ayudar a mitigar los factores de riesgo asociados con los desórdenes alimenticios.

El primer paso para brindar apoyo es eliminar el estigma. Justo el otro día, mi mamá estaba viendo un programa en televisión española donde una persona discutía el poder del pensamiento positivo y el cómo no hacía falta usar medicamentos para la ansiedad, porque podemos superar el problema siendo positivos. Mira, hay veces en que sí, podríamos pensar positivamente y sentirnos mejor, pero la ansiedad, la depresión, los desórdenes alimentarios y otros problemas de salud mental no pueden curarse simplemente con buenas vibras. Es posible que la positividad tóxica esté tan arraigada en nosotros y en nuestra cultura que no reconozcamos los problemas que tenemos enfrente porque nos negamos a aceptarlos. Algunas personas necesitan terapia y medicación, y NO HAY vergüenza en pedir y recibir ayuda. Realmente me conmueve el corazón ver cómo cada vez más personas estamos rompiendo con estos traumas generacionales siendo mejores para nosotras y nosotros mismos y para con las generaciones futuras.

Cuanto más cuestionemos estos patrones poco saludables que, durante años, nuestros medios y comunidades

Las dietas y tú | 57

han perpetuado, mejor equipados estaremos para desmantelar la cultura de la dieta y enfrentar cómo se ha infiltrado en las distintas facetas de nuestras vidas.

Volvamos a Vanessa. Nos llevó varios meses de trabajo conjunto deshacer muchos de los temores que tenía en torno a nuestros alimentos, inculcados no solo por su médico, sino también por el condicionamiento que recibió desde temprana edad. Tuvimos que refrenar sus miedos y enfocarnos en su salud real, profundizando en la necesaria educación nutricional sobre nuestros alimentos culturales, aprendiendo sobre comidas completas y cómo desconectar el peso de la salud, que, aunque aterrador, puede ser muy liberador. Al final, Vanessa pudo dejar de lado su obsesión por el peso y encontró un médico que vio más allá de los números. Pudo encontrar salud en sus propios términos, comenzar una rutina para nutrir su cuerpo y hacer ejercicio de una manera que la llevó a sentirse mejor y a tener un trabajo de laboratorio increíble.

RESUMIENDO: La obsesión por ser una persona delgada conduce a desórdenes alimenticios y trastornos alimentarios. Este deseo surge del interés por la salud, pero también de la presión social para cumplir con el ideal de delgadez. En la comunidad latine, especialmente en el caso de las y los estadounidenses de primera generación, estamos lidiando con la aculturación y la adaptación. El ideal de delgadez tiene sus raíces en la supremacía blanca y la eugenesia, las cuales se han infiltrado en el sistema médico a través del uso del IMC y de la prevalencia del estigma del peso. El IMC no es un gran indicador de salud y puede conducir a un estigma del peso que conduce a peores resultados en materia de salud. Los desórdenes alimenticios a menudo se disfrazan de salud y afectan a muchas personas. Nuestra imagen corporal está jodida porque nos han enseñado que el ideal de delgadez y los rasgos europeos son preferibles y eso no es cierto.

Práctica chula:

Te recomiendo revisar los siguientes textos sin ningún orden en particular para profundizar tu comprensión de los temas tratados en este capítulo:

- Doctora Sabrina Strings: *Fearing the Black Body* [Temor al cuerpo negro]
- Sonya Renee Taylor: *El cuerpo no es una disculpa*
- Roxane Gay: *Hambre, memorias de mi cuerpo*
- Da'Shaun L. Harrison: *Belly of the beast* [El vientre de la bestia]
- Chrissy King: *The Body Liberation Project* [Proyecto de liberación corporal]
- Mikki Kendall: *Hood Feminism* [Feminismo de barrio]

2

¿POR QUÉ SIGUE EXISTIENDO LA CULTURA DE LA DIETA?

Historia de Chula: Yocayra

Yocayra tiene treinta y dos años, a su madre le diagnosticaron diabetes a los cincuenta y eso llevó a toda su familia a emprender un viaje hacia la salud. Yocayra sabía que debía "arreglar" su salud lo antes posible si quería un resultado diferente. Con el apoyo de una comunidad en línea, comenzó su viaje cetogénico. Después de tres meses de una relación intermitente con la dieta cetogénica —un régimen alimenticio bajo en carbohidratos y alto en grasas que busca inducir un estado metabólico llamado cetosis en el que el cuerpo quema grasa en lugar de glucosa como fuente principal de energía— asistió a su cita anual y, para su sorpresa, sus niveles de colesterol habían aumentado más de cien puntos. Su médico le entregó una hoja de papel con una dieta baja en carbohidratos. El único ejemplo de MyPlate que le llamó la atención fue el arroz integral, el brócoli y el pollo a la parrilla. Estaba angustiada y juró no seguir ninguna otra dieta de moda. Iba a trabajar en su salud a través del estilo de vida. Quería asegurarse de que su alimentación fuera limpia, basada en alimentos reales e integrales como los que comían sus antepasados. No tenía la intención de bajar de peso, pero su médico le había sugerido que perder de cinco a diez libras le ayudaría a reducir su colesterol. Yocayra nunca se había centrado realmente en eso, pero pensó, ¿qué tan difícil podría ser?

Comenzó a seguirme unos meses después del inicio de su viaje. Encontrar una dietista que luciera como ella fue muy importante, pero después de seguirme por unas semanas empezó a cuestionar su camino hacia la salud. ¿Las nuevas reglas de estilo de vida que comenzó a seguir realmente ayudaban? O simplemente se estaba estresando demasiado.

Yocayra es un gran ejemplo de cómo las dietas siguen siendo relevantes en nuestra vida cotidiana, incluso cuando no las buscamos activamente.

Tomemos un momento para hablar sobre la pérdida de peso intencional, que es lo que venden las dietas y muchos cambios en el estilo de vida. Se trata de la restricción intencional para perder peso, lo que significa que es más que probable que estés restringiendo las calorías, microgestionando la comida y haciendo ejercicio en exceso. Estos no son comportamientos saludables ni sostenibles. Estoy segura de que sabes que no es divertido tener que contar cada caloría todos los días, cuando te estancas, solo conduce a más restricciones y las olimpiadas mentales nunca se detienen. Pero si así es como quieres vivir, tienes esa autonomía corporal.

Sin embargo, tenemos evidencia de que esto no funciona. El estudio *Minnesota Starvation* (Hambre en Minnesota) es un excelente ejemplo de cómo la pérdida de peso intencional puede conducirnos a una pendiente resbaladiza hacia la cultura de la dieta y los desórdenes alimenticios. Los resultados son tan brutales que nunca dejarás de verlos.

Estudio *Hambre en Minnesota*

Hambre en Minnesota[1] fue un estudio histórico realizado durante la Segunda Guerra Mundial para comprender los efectos físicos y psicológicos de las restricciones severas y para ayudar a entender cómo se debe realimentar a las personas después de una hambruna. Realizado por Ancel Keys, el mismo que estudia el IMC, este estudio es un gran ejemplo de los paralelismos con los blogueros de dietas y los fanáticos de los programas de pérdida de peso.

El estudio quería comprender el efecto severo de la semi-inanición en el cuerpo, tanto física como mentalmente. Keys también se propuso analizar cómo alimentar a alguien que ha estado pasando hambre, porque realimentar a quien está tan desnutrido puede ser peligroso, pero no les aburriré con toda la ciencia. Y, por último, quería orientar las intervenciones de salud pública para recuperarse de la hambruna. Lo que no sabía era que su estudio se utilizaría más adelante en la investigación de los desórdenes alimenticios.

Keys estudió a treinta y seis hombres sanos que no fueron a la guerra por motivos religiosos. Fueron sometidos a extensas evaluaciones médicas y psicológicas para asegurarse de que estuvieran sanos. Tenían entre veintidós y treinta y tres años y provenían de diversos estratos educativos y ocupacionales. Todos tenían que caminar o correr veintidós millas por semana para simular el esfuerzo físico que realizan quienes sufren una hambruna. La fase de control fue de doce semanas, durante las cuales se les alimentó con tres mil doscientas calorías y se monitoreó su comportamiento, salud y energía, para establecer una línea de base. La semi-inanición duró veinticuatro semanas y se les administró una dieta de mil quinientas setenta calorías[v] que era la mitad de lo que comían antes.

Los hombres fueron sometidos a una fase de rehabilitación restringida de doce semanas en las que se les alimentó con dos mil a tres mil calorías para estudiar los efectos de la realimentación. El período de rehabilitación sin restricciones duró ocho semanas, allí se les permitió comer tanto como quisieran, con el fin de ganar de nuevo peso y recuperarse.

En pocas palabras, los hombres experimentaron síntomas intensos y la mierda se puso bien extraña. Los participantes en el estudio estuvieron bajo observación para poder detectar comportamientos y cambios corporales en cada fase del estudio.

Cambios físicos:

Después de la fase de semi-inanición, los participantes perdieron el 25 % de su peso inicial y experimentaron una disminución sustancial de la fuerza, la resistencia, la temperatura y la frecuencia cardíaca. Hubo una reducción significativa del tamaño del corazón y una disminución del volumen cardíaco del 20 %. También perdieron una cantidad considerable de masa muscular.

---

[v] ¿A cuántas de ustedes les ha recomendado esta cantidad de calorías o menos un entrenador, un *influencer*, un profesional de la salud o una revista, sugiriendo que es suficiente comida?

Se reportaron cambios en la función reproductiva, con disminución del deseo sexual y del interés sexual de los participantes. Aunque no fueron reportados datos específicos sobre el recuento de espermatozoides, sabemos que los déficits calóricos extremos y la pérdida de peso pueden provocar desequilibrios hormonales, que conducen a la reducción del deseo sexual y otros problemas. Por lo tanto, cuando las chicas te vendan restricciones para equilibrar tus hormonas, piénsalo dos veces.

Cambios psicológicos:

Durante la fase de semi-inanición, hubo un aumento significativo de depresión, irritabilidad y mal humor. Se observó una disminución de la capacidad de atención y una notable incidencia de conductas neuróticas entre los participantes, así como una obsesión por la comida y la recopilación de libros de cocina y recetas (¿les recuerda esto a algunos blogueros, videoblogueros e *influencers* de la actualidad?).

Impacto social y emocional:

Los hombres participantes en el experimento se volvieron retraídos y evitaron interactuar con los demás. Durante la fase de semiinanición, informaron sentir un hambre intensa, fatiga y apatía. Masticar chicle se convirtió en una conducta frecuente entre los participantes, pues lo utilizaban para mantener la boca ocupada debido al hambre constante. Se reportó que algunos hombres masticaban hasta cuarenta paquetes de chicles al día, por lo que Keys tuvo que limitar la cantidad que podían masticar debido a la alta demanda. Un pobre hombre se puso tan ansioso durante la investigación que rompió las reglas dietéticas

64 | LA ANTIDIETA PARA LATINAS

al comer restos de comida. Admitió haber robado nabos e incluso intentó robar caramelos, por lo que fue expulsado del experimento.

Efectos cognitivos:

La cognición se vio afectada. Se observó una disminución de la concentración, la comprensión y el juicio, tanto durante como después de la fase de semi-inanición.

Consecuencias a largo plazo:

Incluso después de la fase de realimentación, la preocupación por la comida persistió y los hombres enfrentaron muchos problemas con sus hábitos alimentarios. A pesar de retomar sus dietas habituales, experimentaron una sensación extrema de hambre y comieron en exceso. Después del estudio, les tomó años recuperarse de los problemas fisiológicos y de salud derivados del experimento.

¿Te resulta familiar algo de lo que vivieron estos hombres? Porque, si soy sincera, es lo mismo que experimentan el 99 % de las mujeres con las que trabajo y lo que veo día tras día en Internet, promovido por mamás blogueras, videoblogueras, dietistas e *influencers*. Muchos de estos problemas se atribuyen a la falta de fuerza de voluntad o a la necesidad de restringirse más y ser mejores. La verdad es que, mientras más te restringes, más problemas aparecen y se vuelven más difíciles de ignorar. Estos hombres solo sufrieron el efecto de la semiinanición, mientras que las mujeres hoy en día, se matan de hambre en nombre de la salud y las dietas cada dos meses. Un círculo vicioso que solo genera más estrés. En un mundo moderno, donde muchas personas no tienen acceso a los alimentos,

¿cómo es posible que nos matemos de hambre a propósito en nombre de la salud?

La cultura de la dieta no debe robarnos los comportamientos saludables

Hablemos de comportamientos saludables. Son diferentes elementos de tu vida que conforman tu salud en general. Considero que son lo que sucede cuando simplemente vives; no tienen como objetivo estresarte, sin embargo, la cultura de la dieta puede llevar los comportamientos saludables al extremo y eso puede volverse estresante. Así es como me gusta pensar sobre los comportamientos saludables y en lo bueno y lo malo:

Elemento de salud	Lo que nos enseña la restricción	Auténtica salud con sazón latina
Sueño	Menos sueño equivale a mayor productividad. Prioriza el trabajo por encima del descanso.	El sueño es crucial para el bienestar general, pues realiza funciones esenciales como la reparación celular y la regulación hormonal. Prioriza el descanso. Además, el descanso es un acto de autocuidado, es una rebelión contra la cultura del ajetreo. Te lo mereces, no necesitas ganártelo.

Elemento de salud	Lo que nos enseña la restricción	Auténtica salud con sazón latina
Nutrición	Restringir los alimentos. Contar las calorías. Obsesionarse con los macronutrientes, especialmente las proteínas.	Comer es el máximo acto de autocuidado. Explora los alimentos latinos ricos en nutrientes. Aprende a sumar nutrición.
Ejercicio	Más es mejor. Sin días libres. Rutinas extremas.	El movimiento tiene que ver con el equilibrio y con escuchar a tu cuerpo. Baila, da un paseo, tira algunas llantas, elige lo que te haga sentir bien. Haz una rutina que sea parte de tu vida, no toda tu vida. Deja tiempo para el descanso, la recuperación, las modificaciones y la flexibilidad.
Manejo del estrés	Prioriza el ajetreo sobre la salud. No tomes descansos.	Necesitamos manejar el estrés. Las personas latinas tienen un mayor riesgo de padecer diabetes y enfermedades cardíacas, por lo que es fundamental controlar el estrés. Toma descansos, prioriza la alegría.

¿Por qué sigue existiendo la cultura de la dieta? | 67

Elemento de salud	Lo que nos enseña la restricción	Auténtica salud con sazón latina
Preparación de comidas	Menús estrictos. Alimentos monótonos. Planes impulsados por las calorías.	La preparación de comidas no tiene por qué ser difícil. Me gusta más la creación de menús que la "planificación de comidas". Involucra a la familia, elige temas, utiliza las sobras y pide comida para llevar. Apuesta por la comodidad. La planificación del menú debe reducir el estrés, no causarlo.
Ensaladas y vegetales	Opciones insípidas y bajas en calorías que son "buenas" y virtuosas, en comparación con otras comidas más altas en calorías.	Las ensaladas y los vegetales no tienen por qué ser insípidos, sosos o aburridos. Piensa en ensaladas con aguacate, limón y maíz asado. Las grasas como las de los aderezos para ensaladas son esenciales para la absorción de nutrientes.
Alimentos dietéticos	Versiones libres de culpa y bajas en calorías de alimentos "malos".	Si te gustan los refrescos dietéticos, está bien. La clave está en la intención. No comas o bebas algo porque esté etiquetado como "mejor"; debería gustarte de verdad. Además, recuerda que los alimentos bajos en calorías son alimentos bajos en energía.

Las dietas que ya conocemos
(y por las que nos estresamos)

La cultura de la dieta lleva la alimentación al extremo, a un punto en el que genera más estrés, que te impide verdaderamente disfrutar de la vida. Cuando digo que "la cultura de la dieta no debe robarnos los comportamientos saludables", puedes adoptar estos hábitos saludables de una manera que no te estrese. Les recuerdo a mis clientas y clientes que hagan pequeños cambios a lo largo del tiempo (los llamo aumentos del 1 %), los cuales, de manera paulatina, logran un cambio en los hábitos. Por ejemplo, asegurarse de cortar previamente las frutas y vegetales (o comprarlos ya cortados), para tenerlos fácilmente disponibles durante la semana.

Mi enfoque no es atractivo. No te va a ayudar a perder diez libras en diez días. Nos atraen las dietas porque presentan un plan claro, reglas directas y la oportunidad de tener el control sobre un "problema" (es decir, tu cuerpo) que necesita ser "resuelto".

Las dietas van y vienen a lo largo de las décadas y muchas continúan abriéndose paso en el ámbito del bienestar, como la nueva dieta "estándar de oro". Aun cuando algunas dietas ahora son más populares y reconocidas como malas para las personas, tienen una forma de reinventarse y adaptarse al nuevo momento para parecer más "alcanzables" y menos problemáticas. No es raro que una dieta como Atkins regrese con otro nombre, como cetogénica. Son casi como la tendencia de la moda.

Dietas bajas en grasas

Está la dieta baja en grasas que fue muy popular en los años 90 y que algunas clientas mayores que tengo, todavía la siguen. Esencialmente, la grasa es un no-no derivado del miedo a engordar. El NIH (Instituto Nacional de Salud) define "bajo en grasa", como un alimento que contiene tres gramos de grasa o menos, por porción.

En esta época vemos un aumento de los productos bajos en grasa en los estantes de las tiendas de alimentos. Ves a la gente horneando todo con la menor cantidad de grasa posible, usando aceites enlatados en aerosol, pidiendo los aderezos para ensalada aparte y mojando cada hoja de lechuga en una mínima taza de aliño. Permítanme aclarar: hacer cualquiera de estas cosas no es inherentemente malo, pero la intención y la vergüenza detrás de esto es lo que causa el problema.

Se deriva de la idea errónea de que comer grasa te hará engordar y te provocará enfermedades cardíacas. Sabemos que no es cierto, puesto que ni un solo alimento o ingrediente puede causar una enfermedad, pero en los años 90 muchas personas lo creían así. Afortunadamente, esta idea de que la grasa es la fuente de los problemas cardíacos ha sido desacreditada. De hecho, agregar grasas vegetales como nueces, semillas y aceites ayuda con el colesterol. Con el tiempo, esta tendencia dietética cambió, el péndulo se movió hacia el lado opuesto y ahora tenemos la dieta keto, porque cuando buscas menos grasa, comes más carbohidratos.

Dietas ricas en grasas y bajas en carbohidratos

La dieta cetogénica es alta en grasas y solo permite de 20 a 50 g de carbohidratos al día. Debo señalar aquí en letras grandes y negritas que: **¡LA PRINCIPAL FUENTE DE ENERGÍA DE TU CEREBRO ES LA GLUCOSA!**

Quienes siguen la dieta cetogénica argumentarán que el cerebro utiliza cetonas en lugar de glucosa, lo cual es cierto, pero el hecho de que el cerebro utilice su plan B, no significa que sea más saludable. La glucosa es nuestra opción preferida de energía y es la forma en que el cerebro funciona mejor. Y para que quede completamente claro: si elegiste hacer la dieta cetogénica, te gustó y te funcionó, no me envíes un mensaje para decírmelo. Me encanta que lo hayas hecho. Este mensaje es para quienes la probaron, se dieron cuenta de que no era sostenible y quieren una vía diferente. Tú haz lo que quieras, cariño.

Es una información poco conocida, que la dieta cetogénica, en realidad, está destinada a ser utilizada en el tratamiento de la epilepsia. Sin embargo, debido a que la reducción de carbohidratos en la dieta puede provocar pérdida de peso, se popularizó como una estrategia para adelgazar. Aun así, el hecho de que sea popular no significa que sea saludable. A continuación, te doy algunas razones por las que no recomiendo la dieta cetogénica:

1. **Deficiencia de nutrientes:** la restricción de carbohidratos puede llevar a una ingesta inadecuada de nutrientes esenciales como vitaminas, minerales y fibra.
2. **Gripe cetogénica:** la transición a la cetosis puede provocar síntomas temporales como fatiga, dolores

de cabeza, irritabilidad, náuseas y estreñimiento, que no suenan divertidos y no entiendo por qué alguien se sometería a esto.

3. **Aumento de la ingesta de grasas saturadas:** la dieta cetogénica puede conducir a un alto consumo de grasas saturadas, lo que puede afectar la salud del corazón.

4. **Potencial pérdida de masa muscular:** la baja disponibilidad de glucosa en la dieta cetogénica puede provocar pérdida de masa muscular, ya que el cuerpo puede utilizar las proteínas de tus músculos para producir glucosa. Muchas personas que siguen una dieta cetogénica o baja en carbohidratos consumen una cantidad sustancial de proteínas, por lo que sus cuerpos no entran en un estado cetónico o cetosis, sino que primero descomponen sus proteínas en glucosa. Por este motivo, la verdadera dieta cetogénica es de bajo a moderado consumo de proteínas, no de alto consumo. Sin embargo, ¡esto no es algo que se mencione en las redes sociales!

5. **Limitadas opciones de comida y baja adherencia:** la estricta restricción de carbohidratos de la dieta cetogénica puede dificultar su seguimiento a largo plazo, aislando a la persona de las reuniones sociales, lo que podría afectar negativamente su salud mental.

Repasemos el caso de Yocayra, quien adoptó la dieta cetogénica con todas las esperanzas de reducir su ingesta de carbohidratos y prevenir el mismo diagnóstico de diabetes que su madre había recibido antes. Lo que no sabía era que su bajo consumo de fibra, junto con una alta ingesta de grasas saturadas, aumentaría sus niveles de colesterol. Y no solo eso, comer pocos carbohidratos puede provocar pérdida de músculo porque tenemos un mecanismo ingenioso llamado gluconeogénesis, que es el proceso por el cual las proteínas se descomponen en glucosa, cuando no comemos suficientes carbohidratos para obtener energía.

Esta proteína proviene de nuestros propios músculos y de lo que comemos. ¡Esencialmente, te estás comiendo a ti misma o a ti mismo de adentro hacia afuera! Con menos tejido muscular, con el tiempo, tenemos menos receptores de insulina y esto puede generar una resistencia a la misma. Si la insulina es la llave que permite que la glucosa ingrese a la célula, donde hay resistencia a la insulina la célula no acepta la clave, lo que provoca un alto nivel de azúcar en sangre y, a su vez, un mayor riesgo de diabetes. Básicamente, la dieta que se pensó que prevendría la diabetes, posiblemente podría causarla.

Dietas de alimentos crudos

La dieta de alimentos crudos consiste en consumir predominantemente alimentos crudos y sin procesar. Sus defensores afirman que calentar los alimentos puede destruir ciertos nutrientes y enzimas naturales. Si bien algunas vitaminas, como la vitamina C, pueden ser sensibles al calor, la cocción puede mejorar la disponibilidad de compuestos como el licopeno en los tomates o el betacaroteno en las zanahorias. La dieta suele consistir en frutas, vegetales, frutos secos, semillas y, a veces, cereales y legumbres germinados.

Por supuesto, nada de lo anterior es malo, pero de nuevo, la intención detrás de esto y cómo te hace sentir es clave. Entiendo por qué alguien querría probarlo, ya que solo está comiendo alimentos que ayudan a la salud. Animo a que esto ocurra. Sin embargo, los problemas radican en la rigidez. Quiero que puedas comer arroz con habichuelas sin padecer un ataque de ansiedad porque están cocidos. Los alimentos cocinados permiten que se active más nutrición y tengan más sabor y textura. Apegarse a reglas estrictas solo agrega estrés y, a la larga, te agotas por no poder disfrutar de todos los alimentos que amas o, incluso, no cocinarlos, lo que en última instancia resulta contraproducente.

Batidos sustitutivos de comidas / Dietas muy bajas en calorías

Luego están los tres batidos diarios; dietas superbajas en calorías que te restringen al máximo. No voy a nombrar a la compañía que promueve esto y se aprovecha de la comunidad latine, porque es mi archienemiga, pero el dominio que estos batidos tienen sobre las personas es salvaje. Están cargados de edulcorantes bajos en calorías (no tienen nada de malo) y fibra para hacerte sentir superllena(o) y darte la ilusión de haber comido lo suficiente. Ahora lo entiendo. Tomar un batido es tan fácil que no tienes que pensar. Te da una sensación de control. Eres capaz de mezclar un polvo con agua y ¡*BOOM*!, una comida. El problema es que estos batidos son bajos en calorías, llenan tu cuerpo de fibra y líquido, enmascaran el hambre y dan una falsa sensación de saciedad, pero esto no es sostenible. Eventualmente, el hambre se activará, lo que puede conducir al ciclo de atracones/restricciones.

Es un estilo de vida, no una dieta, ¡claro!

A estas alturas, estoy segura de que sabes que las dietas son malas, claro… Entonces ¡no haces dieta! Por el contrario, solo intentas llevar un estilo de vida saludable. Es posible que hayas escuchado la frase "no es una dieta, es un estilo de vida". Esto es lo que yo llamo hacer dieta en el clóset.

Técnicamente, Yocayra no estaba a dieta, solo intentaba comer más saludable. En el proceso, estaba siguiendo muchas reglas. Si tu estilo de vida no te permite comer espontáneamente el postre de tu abuela (porque es delicioso) y te hace quemar las calorías que acumulaste, no es un estilo de vida: es una dieta. A partir de 2024, si revisas el *hashtag* "Estilo de vida saludable" en Instagram, obtienes casi 129 millones de publicaciones. También conté trece libros de estilo de vida de dieta flexible en mi búsqueda rápida de Google.

Hagamos la conexión aquí. ¿Qué sucede cuando las personas consideran que las dietas son malas? Corren hacia un enfoque de "estilo de vida", pero luego resulta que este "estilo de vida" no les permite vivir siendo más flexibles en absoluto, sino que les ocasiona un estrés innecesario.

Calorías que entran / Calorías que salen

Si estás en las redes sociales, es casi imposible que ignores las publicaciones de los *influencers* que hablan de calorías que entran, calorías que salen (CICO, por sus siglas en inglés). Cuando alguien grita "¡calorías que entran, calorías que salen!", se refiere a la energía que comemos y la energía que quemamos, y a cómo encontrar el equilibrio entre las dos para perder peso. Pero la idea de que el control de peso es únicamente una cuestión de calorías que entran, frente a las calorías que salen, simplifica demasiado los factores complejos que influyen en nuestro cuerpo y nuestra salud.

Nuestros cuerpos no son simples ecuaciones matemáticas. Son sistemas inteligentes y eficientes influenciados por la genética, las hormonas, el metabolismo e incluso nuestros microbiomas únicos. Todos estos elementos desempeñan un papel vital en la forma en que nuestros cuerpos procesan y almacenan energía. Esto significa que la cantidad de calorías que comemos y quemamos no cuenta toda la historia. Nuestros cuerpos están programados para sobrevivir. Cuando restringimos nuestra ingesta de calorías o hacemos ejercicio en exceso, nuestro metabolismo se ajusta para conservar energía. Esto puede conducir a un ciclo de dietas yoyo y recuperación de peso, lo que puede ser frustrante y perjudicial para nuestro bienestar general. Las investigaciones respaldan la idea de que la regulación del peso es una interacción compleja de diversos factores, más allá de las simples calorías.

Factores como la genética, las hormonas, el estrés, el sueño y el bienestar psicológico influyen en nuestro peso y forma corporal. El enfoque debería cambiar de un conteo rígido de calorías, a un estilo de vida equilibrado y sostenible, que promueva la salud y el bienestar general, como lo que describí en mi introducción. Pero, en cambio, el sistema médico que tenemos, a pesar de saber al 100 % que la restricción y las dietas yoyo son dañinas para la salud,

76 | LA ANTIDIETA PARA LATINAS

sigue promoviéndolas, debido a la gordofobia arraigada que tenemos en este país.

Si se ajusta a tus macros

Los macros representan los tres componentes principales de nuestra dieta: proteínas, carbohidratos y grasas. Si bien es cierto que desempeñan un papel importante en nuestra nutrición, centrarse únicamente en los macronutrientes como un medio para alcanzar objetivos de salud o peso, puede ser una pendiente resbaladiza. No es raro ver publicaciones en redes sociales que recomiendan la cantidad de macronutrientes que debes consumir en una comida, o videos de "Lo que como en un día" que muestran cómo alcanzar una meta de macronutrientes como las proteínas.

El enfoque *If it Fits Your Macros* [Si se ajusta a tus macros] promueve la idea de que ciertas proporciones o cantidades específicas de macronutrientes son la clave del éxito, lo que puede crear una obsesión poco saludable con los números y las reglas dietéticas rígidas. Es importante recordar que nuestros cuerpos son complejos, por lo que, comer y nutrir tu cuerpo, va más allá de microgestionar tu comida.

El conocimiento de los macronutrientes no es inherente a la cultura de la dieta, pero la microgestión de los alimentos por gramos puede convertirse en una dieta. En el recuento de macronutrientes, la proteína se convierte en la "chica del momento", la Regina George, por así decirlo. Por lo general, cuando se prescribe un objetivo de macronutrientes, este se basa en un objetivo de pérdida de peso y no en las preferencias dietéticas de la persona, en que sea vegetariana o prefiera consumir carbohidratos más complejos.

Este enfoque en la nutrición puede considerar que los alimentos culturales como los frijoles tienen demasiados carbohidratos y los aguacates demasiadas grasas, cuando en realidad estos dos alimentos son muy nutritivos.

Hacer un seguimiento y preparar comidas que se "ajusten a tus macros" requiere mucho trabajo, ya que debes dividir tu plato, pesar los ingredientes y ser perfecto. Con frecuencia, un plato perfecto consiste en pollo sin condimentar, arroz integral y brócoli. Lo repetimos porque sabemos que se ajusta a nuestros macros. Esto a su vez, nos quita la posibilidad de ir a la casa de la abuela a comer el plato de ropa vieja o el mangú que preparó. El mayor problema con pensar: "si no se ajusta a tus macros" es que, si no puedes darle un seguimiento, entonces no puedes comerlo. Sin embargo, la comida no es un monolito, es decir, no es uniforme, inflexible, que no admite diversidad; la mayoría de los alimentos contienen unos pocos macronutrientes, si no todos. Como resultado, contar macronutrientes puede ser muy tedioso. ¿Alguna vez has intentado agregar sancocho a MyFitnessPal? No puedes porque no lo comemos por separado ¡y no deberíamos hacerlo! Solo agrega más estrés innecesario a tu vida.

Alimentación limpia y alimentos no procesados

Yocayra decidió adoptar un enfoque de alimentación limpia porque, ¿no deberían ser mejores los alimentos naturales

78 | LA ANTIDIETA PARA LATINAS

y sin procesar? ¿No era así como comían nuestros antepasados? Lo que pasa con la alimentación limpia es que, a menudo, olvidamos que este concepto tiene que ver con la moralidad y la jerarquía alimentaria. La idea de alimentación limpia sugiere que algunos alimentos son inherentemente "limpios" o "sucios", lo que promueve un juicio de valor moral sobre lo que comemos. Esta es la verdad: la comida no debe estar cargada de culpa o vergüenza. Etiquetar ciertos alimentos como limpios o sucios puede conducir a patrones de alimentación restrictivos, relaciones desordenadas con los alimentos y una visión distorsionada de la nutrición. Pone la comida en cubetas que te estresan como el demonio.

La gente asume que los alimentos orgánicos son "limpios" y saludables. Según el Departamento de Agricultura de los Estados Unidos (USDA), "los productos pueden llamarse orgánicos si se certifica que han crecido en suelo al que no se le aplicaron sustancias prohibidas durante tres años antes de la cosecha. Las sustancias prohibidas incluyen la mayoría de los fertilizantes y pesticidas sintéticos". Lo orgánico se trata únicamente de la producción de los alimentos, no de la salud. Lo que quiero que entiendas es que lo orgánico no aumenta el valor nutricional solo por ser etiquetado como "orgánico".

Veo mucho esto con mis clientas y clientes de bajos recursos, que están tan preocupados por comer sano porque un documental en Netflix les dijo que era la única manera de estar saludables, mientras no pueden permitírselo ya que generalmente cuestan el doble. Entonces, lo que sucede es que se desnutren con la esperanza de volverse más saludables y no puedo describir lo que esto me molesta. Todas las personas deberían poder comer y, a pesar de lo que los *influencers* promocionan durante sus compras de comestibles, los alimentos convencionales no orgánicos también son saludables. Pero la cultura de la dieta se nutre del alarmismo y seguirá haciéndolo hasta que la desmantelemos.

En lo que tenemos que enfocarnos aquí es en las personas trabajadoras del campo , que diariamente están expuestos a cientos de productos químicos. Esas condiciones de trabajo son las que causan problemas de salud debido al alto nivel de exposición, no la minúscula cantidad de pesticidas esparcidos por un acre de cultivos a través del agua. La cantidad real de pesticida o herbicida que queda en nuestra comida cuando la compramos es insignificante, así que lávala y sigue adelante.

Los alimentos procesados son un tema que constantemente se discute, pero rara vez se comprende en toda su complejidad, especialmente en el mundo de la alimentación limpia. Ahora bien, ¿a qué nos referimos cuando decimos "alimentos procesados"? Cuando hablamos de que un alimento se procesa, tiene que ver con cualquier método utilizado para transformar sus ingredientes crudos en una forma más conveniente, apetecible o duradera. Esto puede ser tan simple como cortar vegetales o tan complejo como enlatar o fermentar.

Existen diferentes tipos de procesamiento: el mecánico, que incluye cambios físicos como moler el trigo para convertirlo en harina; el térmico, que implica calor e incluye métodos como la pasteurización y el enlatado; el químico, que puede incluir la adición de conservantes u otras sustancias y la fermentación, donde se utilizan microorganismos para alterar los alimentos. Por lo tanto, "procesado" no significa necesariamente "malo para ti". Hay una amplia gama de alimentos procesados, desde los guisantes congelados hasta los ultraprocesados como la leche de avena.

Entiendo el deseo de comer como nuestros antepasados y consumir menos alimentos procesados. Tiene todo el sentido: hace cien años había menos alimentos procesados. Igual, las personas no vivían tanto como ahora y no practicaban ciertos hábitos que promueven la salud, como lavarse las manos. Pero también había muchas otras prácticas jodidas. Además, el capitalismo y el cambio climático han transformado el acceso a los alimentos y la capacidad para cultivar, buscar y proporcionar nutrición para nosotras y nosotros mismos, así como para los demás.

Volver a nuestras raíces es, en gran medida imposible, debido a la industrialización de los alimentos. En muchos sentidos, no podemos comer como lo hacían nuestros ancestros, pero ciertamente podemos acercarnos a ello y recuperarlo.

Necesitamos eliminar la vergüenza y la culpa que suelen asociarse con la dependencia de los alimentos procesados. Sin duda, podemos utilizarlos a nuestro favor para reducir el estrés. Y siempre podemos añadirles nutrientes. Por ejemplo, ¿por qué no añadir legumbres enlatadas y vegetales congelados al arroz instantáneo? ¿O qué tal añadir frutas congeladas a la avena? Unos sencillos ajustes pueden marcar la diferencia, añadiendo fibra, vitaminas y otros nutrientes esenciales a tus comidas.

Si trabajas cuarenta horas a la semana y tratas de hacer malabarismos con la vida y las presiones sociales, es posible que no siempre puedas cocinar y preparar alimentos.

¿Por qué sigue existiendo la cultura de la dieta? | 81

Recurrir a la comodidad es la clave. Recuerda, que el capitalismo en sí mismo y la estructura del trabajo moderno, a menudo, hacen que los alimentos procesados sean una opción necesaria, no una opción "perezosa" o "poco saludable". Por lo tanto, dejemos de juzgar y reconozcamos que las personas están haciendo lo mejor que pueden dentro de sistemas que a menudo no nos apoyan. En lugar de señalar con el dedo, ¿qué tal si buscamos formas de mejorar esas opciones procesadas?

Desviemos el tema de la culpabilización individual y orientémoslo hacia asuntos sistémicos y soluciones prácticas. Una perspectiva más equilibrada, nos ayuda a entender que la "alimentación saludable" puede lucir muy diferente para cada persona, en función de sus circunstancias particulares. Al reconocer las complejidades y desafíos que enfrentamos las personas, no solo eliminamos la vergüenza, sino que también nos empoderamos para tomar decisiones más informadas sin importar nuestra situación.

Las dietas no funcionan, pero sí causan daño

En este punto, creo que tienes una idea bastante clara de por qué las dietas no funcionan. A pesar de que podemos reconocer sus puntos débiles, creo que la mayoría deseamos que las dietas funcionen porque buscamos aceptación. Como persona que puedo andar por la vida siendo aceptada por la mayoría como delgada, nunca sabré realmente cómo se siente enfrentarse a esa presión abrumadora para ajustar el cuerpo a lo que se considera "normal". Por ello, nunca, y quiero decir *nunca*, te avergonzaré por ponerte a dieta, por querer perder peso o por simplemente querer encajar. Porque la verdad del asunto es que ser más delgadas nos acerca a la blancura y a ser vistas, y, al final del día, ¿quién no quiere que la vean?

Las dietas también pueden darnos la sensación de tener el control. Cuando hay tantas cosas en nuestras vidas que parecen fuera de control, las dietas nos dan esa falsa sensación de dominio sobre nuestros cuerpos y nuestra salud. Como sucede en nuestra cultura, la salud y la delgadez son sinónimos, se nos anima y se nos enaltece por tomar ese control y esforzarnos. Debido a esto, entiendo que elegir dejar de hacer dieta y dejar de concentrarse en el peso puede hacer que te estés dando por vencida(o). Los estilos de vida son dietas reempacadas que, en última instancia, nos quitan la salud y nos despojan de nuestra autonomía. Y cuando digo estilos de vida, me refiero a los paquetes que te venden. Quiero decir que puedes vivir un estilo de vida en el que definitivamente tratas de manejar tu salud lo mejor que puedes, pero sabes que gran parte de ella está fuera de tu control (hablaremos más sobre esto en el capítulo donde abordamos los determinantes sociales de la salud).

En última instancia, estos "estilos de vida" que no te permiten ser una persona espontánea y te hacen caminar en secreto, hambrienta, pero llena de fibra son contraproducentes. Puede parecer un estilo de vida, pero al final, sigue siendo una dieta.

Dieta yoyo

Ahora, puedo sentarme aquí y darte estadísticas sobre por qué las dietas no funcionan. Es posible que no necesites ciencia o investigación para respaldarlo porque tu experiencia de vida te lo dice. Sabes, por la experiencia de ponerte a dieta, que te impones restricciones y luego no puedes mantenerla y tienes que parar. La dejas porque la vida sucede, porque simplemente no puedes restringir más los carbohidratos o porque llegaste a la conclusión de que hacer dieta era una estupidez. Así de simple. Tan pronto como paras, el peso que perdiste regresa y aumenta. Esto es lo que llamaríamos el ciclo de pérdida-ganancia de peso o efecto yoyo, que es el patrón de perder peso, recuperarlo y luego hacer dieta nuevamente. Esta pérdida y aumento cíclico de peso puede tener efectos perjudiciales en tu salud física y mental.

Estoy segura de que muchas de ustedes han pasado por esto y, francamente, es una locura y no es bueno para la salud. Desde una perspectiva humana y considerando que nuestros organismos harán cualquier cosa para mantenernos vivos, el cuerpo asume que cuando estás a dieta te sometes a una hambruna. Entonces la restricción calórica conduce a una desaceleración metabólica para conservar energía. Esto significa que se "quemarán" o utilizarán menos calorías para obtener energía y, una vez que el cuerpo la conserve, el peso se recupera más rápido y el cuerpo lo almacenará como grasa visceral.

Las dietas yoyo generan más estrés y están asociadas con un mayor riesgo de diabetes, enfermedades cardíacas e hipertensión. También pueden generar períodos de restricción y atracones, y aumentan el riesgo de desórdenes alimenticios. Además, afectan tu salud mental y pueden conducir a la depresión y la ansiedad, así como a una baja autoestima. Cuanto más "fallan" tus dietas, más piensas que algo anda mal contigo. La verdad es que no tienes nada malo y las dietas están destinadas a fallar. La única razón por la que vuelves a ellas es porque te dicen que "si no funcionó, es tu culpa porque te dimos las herramientas", pero las herramientas son defectuosas y causan perjuicio. Tu cuerpo y tu cerebro luchan contra ti para seguir con vida. El peso recae sobre ti. Y está mal, porque nunca estuviste destinada a ganar, siempre debiste fracasar y volver. Así continúan haciendo dinero. Es importante destacar que, si comienzas a tener hábitos saludables, si tu cuerpo cambia cuando empiezas a incorporar movimiento y nutrición positiva, eso no es malo. Es neutral. Muchas de las chulas que se ven conmigo sienten una culpa extrema cuando pierden peso sin querer, porque creen que están de regreso a la cultura de la dieta. Tu peso no es un comportamiento, de modo que, si pierdes peso porque sumaste hábitos saludables ¿por qué sería eso parte de la cultura de la dieta? Para mí, el peso es un biomarcador neutral, ya sea que suba, baje o se mantenga igual, no es en eso en lo que me concentraré. Me enfocaré en los hábitos y, especialmente en la nutrición, porque ese es mi trabajo. Tenemos que empezar a entender que la culpa y la vergüenza no tienen cabida en la forma en que nos vemos a nosotras mismas.

Redes sociales, *influencers* y celebridades

Las redes sociales son un jodido caos cuando de dietas se trata. Ahora entiendo que muchas de ustedes me vean como una *influencer*. Yo no me veo así. En primer lugar, soy dietista y ayudar a las personas a llevar una vida saludable es siempre mi objetivo principal. No estoy aquí por el dinero, las relaciones o la influencia. Estoy aquí porque tengo la capacitación y la educación para informar a las personas sobre cómo hacer lo mejor para sus cuerpos.

Aun así, todo lo que escribo es cuestionado. Y me refiero a TODO. Una vez me preguntaron cómo podía decir con certeza que una persona con diabetes podía comer arroz blanco, mi respuesta fue: "Mi educación en nutrición como dietista registrada me enseñó el modo de manejar la enfermedad con alimentos". No se me escapa que no encajo en el molde de dietista ni en el de *influencer*. Soy ruidosa, tengo un salvaje pelo rizado, maldigo, dejo a mi hija y a mi hijo comer azúcar, como arroz blanco con habichuelas de tres a cuatro veces por semana y la pizza es mi lenguaje del amor. Hablo *spanglish* y ser dominicana es parte de mi identidad.

La bachata y el reguetón me alimentan y mi piel caribeña necesita sol, como mis pulmones necesitan aire. No soy lo que la gente piensa cuando piensa en dietistas o *influencers*. Y cuando les pregunto a todas ustedes por qué me siguen, responden que "porque soy real" y eso me gusta. Pero la verdad es que, si fuera rubia, blanca y probablemente más delgada, mi mensaje no sería cuestionado. Porque la supremacía blanca y la colonización nos han enseñado que lo profesional es igual a lo blanco. ¿No me crees? Búscalo en Google. A nuestra comunidad también se le ha enseñado que lo "americano" es mejor. La americana es rubia, de ojos azules, con el pelo largo y hermosa. Todo esto es para decir que me cuestionan mucho, pero no sucede igual con *influencers* que llenan las expectativas, con dietistas que encajan en este *look* y con cualquiera que publique fotos comparativas que digan "coman como yo, luzcan como yo". Las redes sociales han creado un mundo en el que todo el mundo te vende algo, incluyéndome a mí. Desafortunadamente, no todos los programas son iguales. *Influencers* y celebridades venden dietas peligrosas que pueden causar mucho daño e incluso provocar desórdenes alimenticios. En marzo de 2023, una conocida *influencer* se convirtió en la primera estrella de las redes sociales en enfrentar una demanda por prácticas engañosas (en mayo de 2023, el Estado y la *influencer* llegaron a un acuerdo de indemnización por cuatrocientos mil dólares). La demanda fue por vender peligrosos planes de entrenamiento y de alimentación que estaban provocando hábitos alimentarios desordenados en las personas. Aunque nunca fue a juicio porque se llegó a un acuerdo, esta persona no fue considerada responsable de todo el daño que causó. Finalmente se rebautizó como cristiana y todavía tiene medio millón de seguidores. Ese es el privilegio que se les concede a algunas personas y a otras, no. Las celebridades e *influencers* siembran el miedo en este momento, incluso en el aire que respiramos. Espero que a lo largo de este libro puedas elegir las herramientas que funcionan para ti y tu familia para vivir tu mejor vida. Estos relatos se nutren del pensamiento en blanco y negro, de los pensamientos de todo o nada y del hecho de que queremos ser aceptados. Honestamente, cuando pensamos por qué pueden salirse con la suya ¿por qué no querríamos tener acceso a lo que tienen? Haría la vida mucho más fácil (o al menos eso creemos). Tomarlos como un modelo al cual aspirar, también es peligroso.

Gwyneth Paltrow se hizo viral por decir que básicamente solo bebe caldo de huesos y se pone en sueros intravenosos el resto de su nutrición. Probablemente, sea una de las pocas veces que vi a TikTok y la Internet unirse para denunciar lo peligrosas que eran estas declaraciones. Ya sea que fuera editado o no, el mensaje que emitió fue "no como y vivo de una vía intravenosa". Qué inmenso privilegio el de morirse de hambre intencionalmente y luego gastar miles de dólares en sueros "difíciles de conseguir" (sus palabras, no las mías) cuando puedes simplemente comer. Come lo suficiente. Come conscientemente y con variedad. Según el sitio web Feeding America[2], cuarenta y cuatro millones de estadounidenses padecen inseguridad alimentaria en 2024. Y los *influencers* y las celebridades están sembrando el miedo con alimentos que, en este momento, pueden mantener a la gente alimentada, cuando nueve millones de niñas y niños pasan hambre. ¡Por favor, doctor *Influencer* sin camisa, por favor, crea contenido en las redes sociales sobre ti, hablando sobre los cereales en los pasillos de los supermercados! (digo esto sarcásticamente, por supuesto, porque este tipo de contenido confunde al público y crea una jerarquía de alimentos, sin considerar las implicaciones de decirle a la gente que coma alimentos que no puede pagar y evite los que sí puede). En la actualidad, las dietas ya no se perciben como una moda pasajera, como sucedía hace diez o quince años, cuando Slim Fast, Atkins y Weight Watchers estaban en auge. La industria del bienestar y las corporaciones se han dado cuenta de que las dietas ya no están "de moda", por lo que muchas de estas marcas han cambiado su enfoque hacia los llamados "estilos de vida", pero aún promueven la misma mierda restrictiva. Por ejemplo, Weight Watchers cambió su nombre a WW. Noom y se centra en el "cambio de hábitos"; Balance 365 habla de "bienestar" (pero todavía está fuertemente impulsado por la dieta) y Beachbody ahora es Bodi.

Voy a hacer una pausa aquí para decirte que tienes autonomía corporal. Puedes hacer lo que quieras con tu cuerpo. Tienes derecho a hacer dieta, a contar calorías, tienes derecho a hacerlo todo. ¡Y hay gente que te venderá eso y ganará millones! Pero yo no lo haré y es por eso por lo que no soy rica. Sin embargo, tengo la certeza de que, si vendiera programas de alimentación para la pérdida de peso intencional, planes de comida latina y programas de déficit de calorías, ¡OYEEEE! estaría viviendo de lujo, pero no lo hago porque no puedo vender una mentira. Ahora sé que los déficits calóricos y la planificación de las comidas para bajar de peso venden, pero algo que repetiré un millón de veces es que no eres un robot. No te conectas y desconectas todos los días. No necesitas microgestionar tu energía, e incluso si lo hicieras, eso no te garantizaría la pérdida de peso. En un mundo perfecto, con ciencia y tecnología perfectas, podríamos determinar exactamente cuánta energía necesitas y cuánta estás gastando. Así, diseñaríamos el plan de alimentación perfecto para que pudieras alcanzar tu peso ideal.

Pero antes de seguir, debemos reconocer la gordofobia implícita en todo esto. Ya sea que lo veamos o no, la microgestión hasta este punto implica que encontrar el peso perfecto es estar delgada, que tener un cuerpo grande es malo y que todas las personas deberíamos esforzarnos por ser delgadas. Y, para mucha gente, eso es algo difícil de aceptar porque se necesita mucha autoconciencia para lidiar con nuestros pensamientos gordofóbicos internos.

Y no digo que sea fácil. No digo que todo desaparezca mágicamente (alerta de *spoiler*: no es así), pero reconocerlo nos acerca a la liberación colectiva. ¿La gente pierde peso con estos programas? Al 100 %. ¿La gente lo recupera? Absolutamente. Una revisión sistemática y un metaanálisis realizados en 2022 por la Sociedad Europea de Nutrición Clínica y Metabolismo concluyó que, si bien las personas participantes mantuvieron una pérdida de peso del 5 % con respecto a su peso inicial, dentro de las treinta y seis semanas posteriores a la conclusión de las estrategias de intervención, comenzaron a recuperar peso. En algunos casos, esto incluyó una recuperación completa de peso[3]. ¿Por qué sucede esto? Debemos ser capaces de mantener la intervención para luchar contra nuestra biología metabólica. El privilegio financiero y el acceso al apoyo pueden ayudar a las personas a mantener esto. Por ejemplo, las celebridades tienen chefs y entrenadores personales que las ayudan a mantenerse en su peso ideal. En cambio, la mayoría de nosotros tenemos vidas y estrés reales. Pero en serio, en serio. La pregunta clave es: ¿tu estilo de vida te estresa? ¿Te impide disfrutar de las pequeñas cosas, como ir al parque y parar de repente a tomar un helado porque viste un sabor nuevo que parece fantástico? ¿Te hace llevar un Tupperware a la parrillada familiar porque necesitas comer solo ciertos alimentos? ¿Te hace decir que no a las arepas de tu abuela o al sancocho de mami? Si tu estilo de vida no te permite vivir, chula, eso es una dieta[vi]. Lo que

---

[vi] Nota detallada: Y porque Dios sabe que hoy en día tenemos que deletrear todo porque un *troll* saldrá de la nada y dirá, PERO YO soy alérgico al gluten o no puedo comer x, y, z. Compinche, entonces este párrafo no era para ti. Si eres alérgico o no te gusta la comida, NO LA COMAS.

da miedo de estos llamados "estilos de vida" es que podemos encontrar una dieta para prácticamente cualquier cosa. Puedes entrar en Internet y cualquier persona con un maldito teléfono te estará diciendo cómo comer sin, literalmente, ninguna educación. Clara Nosek MS, RDN, también conocida como @YourDietitianBFF resumió muy bien este concepto en forma de curva de campana, la cual he recreado a continuación. Sin embargo, creo que es importante señalar que en este país existen barreras reales para la educación y que no todas las personas tienen acceso a obtener un título. En cambio, hay quienes realizan un trabajo realmente bueno sin tener credenciales, pero no te venden aceite de serpiente ni mentiras, entienden su ámbito de práctica y se mantienen allí.

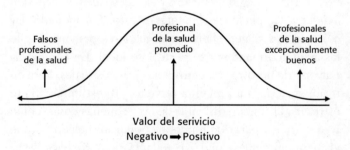

Imagínate esta curva de campana. Tenemos proveedores de atención médica, dietistas, nutricionistas excepcionalmente buenos, que hacen un trabajo increíble, pero es posible que no estén en Internet promocionando su estupendo trabajo. Luego, está la mayoría, el promedio y, finalmente, quienes no deberían ejercer. Desafortunadamente, estos últimos son los más ruidosos y se hacen virales. Son quienes escupen dietas ridículas, difunden miedo y desinformación, pero tienen un millón de seguidores. El viaje de hacer dieta, pasar a hacer dieta en el clóset, hasta lograr desaprender realmente todo esto, se basa en la educación. Si te sientes como Yocayra, pasando de una dieta a otra por el bien de tu salud, aprender qué significan los términos alimenticios (orgánico, pesticidas, alimentación limpia, macros) es el primer paso para dejar de lado el pensamiento en blanco y negro que te mantiene en el juego de la dieta. Tenemos que desprendernos de la idea de que comer perfectamente nos va a proporcionar mágicamente salud y ausencia de enfermedades. En muchos sentidos, el perfeccionismo nos atrapa, pero comprender nuestra comida puede ayudar a mejorar nuestra salud y reducir riesgos. La clave está en abordar esto, no desde el miedo, sino desde la curiosidad.

Por lo tanto, te invito a verlo desde otra óptica. Si estás trabajando en tu salud al dormir mejor, hacer ejercicio de forma constante, comer con constancia y en cantidades suficientes, variar lo que consumes, sentirte con energía, hidratarte, reducir el estrés y obtener excelentes resultados en tus análisis de laboratorio, pero tu peso no baja ni sube, ¿dejarás de lado esos hábitos saludables? ¿Volverás a las antiguas dietas solo para intentar bajar de peso? Porque si tu respuesta es sí, entonces nunca se trató realmente de tu salud, sino del número que aparece en la báscula.

La situación de Yocayra no es infrecuente, se anima a las personas cansadas de hacer dieta a encontrar un "estilo de vida saludable". No se trataba de microgestionar para encontrar la salud, sino de abrazar realmente todas las partes de ella que la hacían sentir bien, incluidas sus comidas culturales.

RESUMIENDO: La cultura de la dieta es insidiosa y, básicamente, en cualquier búsqueda en Google puedes encontrar una dieta que contradiga a otra. El estudio sobre *El hambre en Minnesota* sentó las bases para mostrarnos cómo reacciona el cuerpo ante la restricción. A estas alturas, podemos ver los síntomas que exhiben los *influencers* a diario mientras intentan venderte un estilo de vida. A pesar de esta información y de nuestra propia experiencia vivida con la alimentación restrictiva, las dietas yoyo y los ciclos de pérdida-ganancia de peso, seguimos aquí haciendo dieta y llamándolo "estilo de vida". Así que, respira hondo, deja de lado los estilos de vida disfrazados de dietas y busquemos la verdadera salud.

Práctica chula:

1. La cultura de la dieta no debe robarte hábitos saludables, puedes elegir cómo reducir el estrés, hacer ejercicio físico y comer. Esta semana, ¿en qué aspecto puedes añadir nutrición, movimiento o alivio del estrés que te haga sentir bien?

2. Piensa en lo que sea restrictivo en tu estilo de vida. ¿Hay algo a lo que te has estado aferrando porque te han dicho que es bueno para ti? Escríbelo. ¿De qué manera esos hábitos te impiden vivir una vida más plena y auténtica?

3

FUNDAMENTOS DE
LA ALIMENTACIÓN INTUITIVA
Historia de Chula: ¡Esta es sobre MÍ!

Bueno, hemos llegado al capítulo que, si me siguen, estaban esperando porque estoy segura de que quieren saber más. Para aquellos que no me siguen y todo esto es nuevo para ustedes, hablemos de la alimentación intuitiva: cómo la conocí, cómo me sentí en el pasado y cómo me siento ahora. Abróchense el cinturón, chulas, que nos vamos de paseo. A menos que no tengas ninguna cuenta en las redes sociales, probablemente hayas oído hablar de la alimentación intuitiva[1]. Aunque el libro *Intuitive Eating* fue escrito en 1995 por Evelyn Tribole y Elyse Resch, no lo conocía hasta que abrí mi cuenta comercial en Instagram. Antes de descubrir la alimentación intuitiva, me consideraba "antidieta", pero en realidad no lo era. Lo describo como una encrucijada: sabía que hacer dieta era malo y que la restricción y el conteo de calorías no funcionaban, pero aun así celebraba la pérdida de peso y alentaba a mis pacientes a reducir entre un 5 y un 10 % de su peso, sin hacer dieta, sino controlando sus porciones. Así que era tu dietista antidieta que controlaba las porciones de tu arroz blanco con frijoles, te ayudaba a perder peso y celebraba tu cultura. También era muy estricta al respecto, es decir, estaba convencida de que iba a curar la diabetes, lo cual me encantaría, pero ahora entiendo lo complicadas que realmente son las cosas. Pensé que era antidieta porque no prescribía dietas como la cetogénica, baja en carbohidratos, seguimiento de calorías, etc. Cuando escribí este libro, reconocí que lo que hacía no representaba el movimiento antidieta, que esencialmente significa no promover la pérdida de peso ni las dietas en el clóset.

Trabajé por toda Filadelfia, primero para otra empresa que hacía visitas a domicilio. Como era una de las pocas dietistas latinas de la zona que hablaba español, me enviaron por todo el norte de Filadelfia para trabajar con pacientes que tenían diabetes. Poco a poco, me di cuenta de que podía hablar con estas personas hasta quedarme sin aliento y, aun así, no iban a beber batidos de col rizada ni a comer arroz integral (que era lo que mi antiguo trabajo quería que promoviera). Entonces, comencé a educar a mi manera y comprendí, que las personas se preocupan por la nutrición y por lo que comen cuando la comida es algo que conocen y entienden. En Penn State ya había cuestionado mucho las recomendaciones nutricionales, a tal punto que en una ocasión, me echaron de clase por ser ruidosa y rebelde cuando alguien dijo que no entendía por qué los padres alimentaban a sus hijos con McDonald's. Noticia fresca, a veces eso es lo único disponible en nuestras comunidades.

Entonces, mi asesor me dijo que nunca llegaría a ser dietista, porque quería trabajar con la comunidad latine y fracasaría porque nadie en esa comunidad presta atención. Básicamente, nos enseñaron que la nutrición comunitaria —trabajar directamente con comunidades que suelen estar en o por debajo de la línea de pobreza, o con personas de color—, "no valía la pena".

Me recordó también que estas comunidades son muy "informales", es decir, que no siguen lo que les enseñas y eso se convierte en una pérdida de tiempo. Según profesoras como Diane, las personas de estas comunidades simplemente ni escuchan ni se preocupan por su salud, pero yo tenía claro en mi corazón que quería trabajar con mi gente, de modo que pudieran ver y aprender de alguien que se pareciera a ellos. Hola, Diane, mira, ¡lo logré! Siempre cuestioné la nutrición que me enseñaron porque era muy estereotipada. Nunca dudé de la ciencia, el ciclo de Krebs es el ciclo de Krebs (aprender estos ciclos metabólicos todavía me causa pesadillas). Tampoco debatí que los carbohidratos, las proteínas y las grasas tienen enzimas y mecanismos establecidos para ser digeridos por nuestros cuerpos. Sin embargo, sí cuestiono a las y los dietistas que tienen la misma formación científica que yo y venden keto, pero eso es para otro libro. Rápidamente entendí que mi familia comía arroz con habichuelas todos los días y nadie estaba enfermo. Sabía que las amistades de mi padre y madre en la República Dominicana comían plátanos y malanga y prosperaban. Por lo tanto, sufría mucha disonancia.

Pero, como siempre digo, como dominicana estadounidense de primera generación, como la primera de mi familia en ir a la escuela, no iba a cagarla y a cuestionar las cosas. Me criaron para quedarme callada, escuchar y respetar. Estos comportamientos de respetar a las personas mayores y los sistemas me los inculcaron desde temprana edad. En la escuela, eso significaba no cuestionar a tus maestros o profesores, aunque quisiera hacerlo. Cuando lo hacías, te reprendían, lo que reforzaba aún más esta necesidad de respetar el orden establecido para poder ser parte de él. Al estudiar en una institución blanca, no los cuestionaba. Pensaba, "deben de tener razón". Y así es, cuando digo que se requiere mucho pensamiento crítico para eliminar esa cantidad de supremacía blanca de nuestras mentes. Porque estás pagando una tonelada de dinero para aprender y si ese profesor dice que el arroz blanco y los frijoles son los que están causando que la comunidad latine tenga tasas más altas de diabetes, lo crees y educas sobre la materia. Eso nunca me sentó bien y me encargué de obtener respuestas, porque las matemáticas no estaban resultando.

> También quiero alertar sobre mi educación como dietista, no en lo referente a la Ciencia, que me enseñó cómo el cuerpo descompone los alimentos, sino en la parte de consejería y de cómo hablar con las comunidades BIPOC y, específicamente, con mi comunidad latine. En un artículo publicado en la plataforma Substack titulado *The Unspoken History of Early Dietitians and Eugenics*[2] [La historia no contada de los primeros dietistas y la eugenesia], la dietista Anjiali Prasertong menciona a Lenna Frances Cooper —una de las fundadoras de la Academia de Nutrición y Dietética, anteriormente conocida como Asociación Dietética Americana—, y amiga cercana de la familia Kellogg. Prasertong cita un pasaje del libro *The Secret History of Home Economics* [La historia secreta de la economía doméstica], de Danielle Dreilinger, en el que describe el estilo de vida de Cooper: "Creía en largas caminatas, en el no maquillaje, los ocho vasos de agua al día, una dieta vegetariana y en el poder de la nutrición para transformar la salud. Cada mes sugería platos

Fundamentos de la alimentación intuitiva | 97

deliciosos, ricos en vegetales de temporada y explicaba la ciencia detrás de sus beneficios para la salud".

Como señala Prasertong en su artículo, en algunos aspectos, Cooper se adelantó a su tiempo, ya que comía al estilo de lo que puede verse actualmente en un *influencer* de la comida sana. Sin embargo, como ella misma menciona y que yo he señalado al hablar del estudio sobre el hambre en Minnesota, todas esas tendencias son inquietantemente similares a las de dietistas y mamás blogueras de hoy en día, que venden estilos de vida llenos de desórdenes alimenticios en nombre de la salud. No es solamente por los platos en sí mismos o particularmente los hábitos que promueven, sino el sentido de superioridad moral que les otorga a quienes comen y viven así y que ocasiona que les frunzan el ceño quienes no siguen su mismo estilo de vida.

Aunque ella misma no era eugenista, Cooper trabajó en estrecha colaboración con quienes sí lo eran. No hay registro de que ella hablara en contra de la eugenesia o de que comer de cierta manera te hace moralmente superior, lo que su colega Kellogg creía firmemente. Esto me hace preguntarme qué pensaría Cooper, cocreadora de mi profesión, sobre la forma en que aconsejo a mis pacientes que acepten sus alimentos culturales o incluso, sobre la forma en que alimento a mi hija y a mi hijo. Para ella, comer un plato de mangú puede ser "salvaje", "poco saludable", lleno de grasa y malo. En consecuencia, los dietistas que no crecieron comiendo mangú, probablemente estarían sesgados a pensar lo mismo, ya que no se les enseña a reconocer la nutrición y la fibra en un plátano, los nutrientes en las cebollas en escabeche o la grasa en el queso y el salami que nos ayuda a absorberlo todo. Como dietistas, nos enseñan a aconsejar de determinada manera y a discutir estrategias que promueven determinados estilos de alimentación. No podemos ignorar las raíces de la profesión, ni el tipo de pensamiento que orientó nuestra educación. Al recordar el trabajo de Prasertong, me da curiosidad saber en qué medida mi educación se basa en la moralidad alimentaria. Trabajar como nutricionista de salud pública, antes de presentar el examen para registrarme, me permitió ver, hasta qué punto nuestra cultura ha sido borrada de la dietética y de los espacios de salud pública. Hay programas de estudio que seguir, folletos que repartir y lecciones de las que no te puedes desviar. Tuve que brindar la mejor educación posible en los centros de salud de las comunidades negras y latinas, mientras contradecía las recomendaciones de MyPlate que privilegiaban el arroz integral por encima del arroz blanco, porque debía seguir las reglas.

He visto a otras y otros nutricionistas BIPOC hablar con arrogancia a sus clientes BIPOC, como si dijeran: "Ahora soy mejor que tú" y puedo salvarte de tus propias decisiones". Debido a que obtuvieron una educación, creen tener el poder de decirles a todas las personas exactamente qué hacer para ser como ellas(os), sin cuestionarse ni una sola vez qué están predicando a su propia comunidad. En muchos sentidos, este enfoque es lo mismo que estar en la escuela y no cuestionar a tus maestras y maestros.

Por lo tanto, ¿me entristece ver a dietistas BIPOC, especialmente a dietistas latinos, difundir la educación nutricional blanqueada que aprendimos? Sí, pero sé que tienen que hacer un esfuerzo extra para aprender otra manera

Fundamentos de la alimentación intuitiva | **99**

y que, a menudo, los sesgos —conscientes o inconscientes—, además del dinero, pesan más que hacer lo correcto.

A estas alturas del 2022, solo el 10 % de las y los dietistas se identifican como personas latines. Si tuviéramos que desglosar esos datos, muchas pasan por personas blancas, lo que significa que hay comodidad y aceptación en defender estos ideales. De nuevo, no las critico, pero esa no es la verdad que yo defiendo. Quiero desmontar la mierda y enseñar nutrición real. Así que, cuando salí a buscar respuestas, encontré la alimentación intuitiva. Inmediatamente compré el libro y lo leí.

Fue la primera vez en mi carrera que tuve palabras para describir lo que sabía que era correcto, que comer no tiene por qué ser complicado y la nutrición tampoco. Una vez que comencé mi cuenta de IG, los dietistas de alimentación intuitiva comenzaron a aparecer en mis comentarios.

En 2018, después de unos cinco años de ejercer como dietista, Alissa Rumsey MS, RD, CSCS, organizó un evento para dietistas en la ciudad de Nueva York. Solicité una beca y la gané. Fui a Nueva York lista para aprender, pero, incluso entonces, todavía estaba en esa encrucijada del camino donde todavía creía de todo corazón que valía la pena apoyar la pérdida de peso intencional y que podía ayudar a otras personas a lograrlo. A través de este evento comencé a reconsiderar mi enfoque. La semilla que plantó el evento de Alissa echó raíces ese mismo año, cuando asistí a mi primera *Weight Inclusive Nutrition and Dietetics Conference* [Conferencia de nutrición y dietética inclusiva del peso] realizada en Washington D. C. y organizada por Heather Caplan. Recuerdo haber tomado el tren sola hasta Washington D. C. y no conocer a nadie allí. Me quedé el fin de semana para asistir al evento completo. Me sentía muy estresada porque había dejado a mi bebé por primera vez durante la noche. No sabía qué esperar, ni en qué me estaba metiendo, pero aproveché la oportunidad. Cuando llegué, la sala estaba organizada en mesas redondas, me senté en la esquina del extremo derecho, hacia el fondo. Asistí a todas las charlas de investigación de la doctora Kendrin Sonnvielle, PsyD RDN, sobre el estigma del peso y las investigaciones sobre la pérdida de peso.

La doctora Sonnvielle comenzó su presentación pidiéndonos que pusiéramos las manos debajo de la mesa para comenzar la actividad de poner un dedo hacia abajo cada vez que algo nos hubiera sucedido. Nos pidió bajar un dedo si alguna vez habíamos tenido problemas para acomodarnos en el asiento de un avión, si alguna vez habíamos tenido problemas para sentarnos en el asiento de una montaña rusa y la lista continuaba. Me di cuenta de que nunca tuve que bajar un dedo porque soy aceptable para la sociedad y esa fue la primera vez en mi vida que realmente entendí la gordofobia.

Durante un fin de semana completo, tuve que tragarme el asco al darme cuenta de cuánto daño (sin querer, por supuesto) estaba causando a mis pacientes. Fue entonces cuando comencé a desaprender muchas de las enseñanzas que había aprendido en la dietética sobre lo que era "correcto" (como controlar las porciones) y a adoptar realmente un enfoque centrado en el paciente. Me fui ese fin de semana de Washington D. C. y nunca miré hacia atrás. Me sumergí en la lectura —todos los libros que enumeré en el capítulo uno— y asistí a tantas conferencias como pude. Ese fin de semana cambió para siempre mi forma de ser dietista.

Decidí trabajar en mi certificación en Alimentación Intuitiva. Sus principios me dieron las palabras para explicar lo que siempre había pensado sobre la nutrición, pero que nunca me enseñaron durante mis estudios. En mi negocio, se convirtió en mi nueva marca, en la razón de ser de mi práctica. A medida que aprendí y me desarrollé, empecé a observar las conexiones entre la nutrición, la liberación de la grasa, la justicia racial, la antigordura y la antinegritud. Todo explotó aún más en el verano de 2020, cuando nuestros líderes estaban a la vanguardia enseñando más sobre el tema. Muchas y muchos de nosotros realmente escuchábamos, no solo publicábamos[vii] cuadrados negros en Instagram. Poco después, noté un cambio. Varias de las cuentas que seguía no se concentraban en los problemas reales y siguieron de largo como si nada de esto tuviera relación con la alimentación intuitiva. Algunas afirmaban que no era necesario involucrar a la política; otras cuentas destacadas de alimentación intuitiva con muchos seguidores insistieron en ignorar cómo la comida es política y siguieron publicando recordatorios de "solo cómete la dona", en lugar de ofrecer conocimientos sobre nutrición y contexto cultural. Vi cómo colegas dietistas pedían más detalles, a otros colegas los bloqueaban, silenciaban o eliminaban sus comentarios. Empecé a sentir que la alimentación intuitiva (AI) estaba dirigida a mujeres blancas

---

[vii] Probablemente recuerdes a la gente publicando cuadrados negros en solidaridad con el movimiento *Black Lives Matter*, para muchos era una manera fácil de participar en el movimiento sin mucha responsabilidad por modificar el comportamiento o la forma de pensar.

y privilegiadas porque es más fácil y no requiere hablar de las influencias subyacentes en nuestra nutrición. Me di cuenta de que la AI no es solo para mujeres blancas, no es una receta con autorización para comer *donuts*. Es mucho más que eso y, cuanto más veía que estas cuentas actuaban como si las personas que se parecen a mí no merecieran ser tratadas con dignidad y respeto, más quería distanciarme del movimiento. De paso, muchas cuentas de nutrición comenzaron a vender la alimentación intuitiva junto con la promesa de pérdida de peso, lo que era una señal de que el movimiento se estaba desvirtuando y distanciando aún más de su propósito original.

Cuanto más ocurría esto, más profundizaba en la educación nutricional, sobre cómo nuestros alimentos, cultura y tradición son nutritivos. Esto me impulsó a continuar con mi trabajo sin tener que etiquetarme siempre como "dietista de alimentación intuitiva". Sabía que ser una dietista latina capaz de aceptar y comprender las sutilezas y los matices de nuestra alimentación, era el vacío que necesitaba llenar. Creo que, por eso, cuando comencé a publicar en redes sociales, mi comunidad se sintió tan identificada. Antes de mí, no había visto a otra dietista latina que publicara activamente sobre alimentación intuitiva y muchas personas lo aprendieron de mí, lo cual fue increíble. Desde el inicio hablé sobre la ausencia de cultura y eso resonó profundamente en mi comunidad.

Después de darme cuenta de que la alimentación intuitiva (AI) no era suficiente para mi comunidad, decidí no finalizar mi certificación como dietista en AI. No me parecía correcto, sentía que perdía la capacidad de ser yo misma y de denunciar lo que no estaba bien. Me preocupaba que me encasillaran. Y eso sin mencionar que, en el mundo de la AI, todavía soy "otra". Hay cuentas enormes de AI que difunden mensajes muy problemáticos, pero nunca se denuncian. Sin embargo, si yo publico sobre la diferencia entre el arroz blanco y el arroz integral, me destruyen en los comentarios.

Han sido tantas las ocasiones en las que alguna de mis amigas dietistas BIPOC o yo publicamos algo tan simple como "come arroz blanco" y recibimos los peores comentarios. Luego, una de estas cuentas grandes "rehace" nuestra publicación y todos los comentarios son: "¡Dios mío, eres tan genial! Nunca había pensado en esto antes". Aunque lo que más duele es que el odio proviene de nuestra propia comunidad y se puede ver claramente cómo el sesgo inconsciente puede estar tan generalizado. Para muchas personas, blanco es igual a correcto, mientras que negro o moreno es igual a incorrecto.

Si bien *Intuitive Eating* fue escrito por dos mujeres blancas muy inteligentes, aún le falta sazón y matices. Aunque el marco de la AI se utiliza en personas con desórdenes alimenticios y en la recuperación de trastornos alimentarios, no podemos ignorar a quienes padecen o padecieron inseguridad alimentaria, ni a la comunidad BIPOC a la que le han robado tanto, porque también merecen acceso a la salud. Nuestra comunidad latine merece encontrar la salud en nuestros propios términos, sin la necesidad de etiquetas. Necesitamos aprender y, sobre todo, necesitamos sanar.

Mis mayores temores y preocupaciones giran en torno a la posible distorsión de la alimentación intuitiva. Con el aumento de su popularidad, el mensaje, puede perderse o malinterpretarse. Es fundamental abordar esta práctica con autenticidad, buscar educadores y fuentes confiables, además de recordar, que la AI, como muchas otras prácticas de bienestar, no es una solución única para todas las personas. Si bien algunas pueden adoptar todos sus principios, otras pueden descubrir que solo necesitan trabajar en algunos. El objetivo general es descubrir lo que realmente sirve y nutre a tu yo único. A continuación, desgloso los diez principios del marco de la alimentación intuitiva para que primero podamos comprender los conceptos básicos de este enfoque:

Principio AI	Significado pretendido	Una pizca de sazón
Rechaza la mentalidad de dieta	Desmantela las creencias en torno a las dietas, reconociendo que las dietas te han fallado. Deja de seguir las cuentas que te hacen sentir mal, diversifica tu búsqueda de información en las redes sociales.	Es importante desmantelar la cultura de la dieta, pero también es importante comprender el racismo y la supremacía blanca que la acompañan y cómo afecta específicamente a la comunidad BIPOC. Si no entendemos cómo el IMC y la nutrición siempre han sido blanqueadas, no podemos entender cómo los estándares de salud actuales no fueron hechos para nosotros. Cuando lo vemos desde esta óptica, nos permite rechazar por completo las dietas.

Fundamentos de la alimentación intuitiva | 105

Principio AI	Significado pretendido	Una pizca de sazón
Honra tu hambre	Recupera el poder nutriéndote y escuchando tus necesidades. Utiliza la escala del hambre para medir tus niveles de apetito.	La escala del hambre es genial, pero se utiliza mucho como dieta. Utilizar matices y hablar de cómo la cultura y la comida afectan a nuestra hambre, es importante. Culturalmente, nos enseñan a tener miedo del hambre y necesitamos recuperar nuestra conexión con ella.
Haz las paces con la comida	Permítete comer sin culpa. Sal del ciclo de atracones y restricciones, y concéntrate en tus necesidades.	Aprender a comer con intención y conexión es muy importante. También es muy importante comprender el ciclo de atracones / restricciones y desaprender las reglas tácitas de muchas de nuestras culturas, que nos dicen que nos estamos "dejando llevar" cuando comemos. La presión para encajar en el ideal latino es dura, pero desaprenderla es posible.

106 | LA ANTIDIETA PARA LATINAS

Principio AI	Significado pretendido	Una pizca de sazón
Desafía a la policía alimentaria	Cuestiona las reglas alimentarias arraigadas y mira la nutrición de otra manera. Olvida mitos como "no comas carbohidratos" o "no comas después de las 6 p. m."	Nuestras mamis y abuelas nos enseñaron muchas reglas alimentarias, al igual que la sociedad. Desaprenderlas requiere de pensamiento crítico y autodescubrimiento. Muchas de las dietas que seguimos aumentan el riesgo de sufrir las enfermedades crónicas de las que a menudo tratamos de huir.
Descubre la satisfacción	Come alimentos que no solo sean nutritivos, sino también satisfactorios y disfrutables. Ten en cuenta que no se trata tan solo de las calorías que entran y las calorías que salen.	La comida está hecha para ser deliciosa. Se supone que tus comidas deben ser como un gran abrazo de tu abuela. Están destinadas a acercarte a tu cultura y tradiciones. Queremos reducir el estrés y volver a encontrar placer en la comida. Esta es una parte importante de este viaje.
Percibe tu saciedad	Comprende y valora la sensación de saciedad. Aprende a reconocer cuándo estás lleno o no lo suficiente.	Comprender la plenitud y establecer límites con nuestra familia es clave, pero un simple "no", a veces no funciona en nuestras comunidades y debemos reconocerlo y descubrir cómo lidiar con eso cuando sucede.

Fundamentos de la alimentación intuitiva | 107

Principio AI	Significado pretendido	Una pizca de sazón
Afronta las emociones con amabilidad	Comprende que usar la comida como mecanismo de defensa es normal, pero también busca otras formas de hacerlo.	Comprender que la comida es un mecanismo de defensa perfecto es fundamental, siempre queremos insensibilizarnos ante ella, pero necesitamos crear otras formas de lidiar con la comida que sean representativas para todas y todos.
Respeta tu cuerpo	Aprende a respetar tu cuerpo independientemente de tu talla.	La cultura latine, usualmente, nos enseña que nuestros cuerpos no son nuestros y que, a menudo, estamos muy desconectados de ellos. Necesitamos aprender a respetar nuestros cuerpos, aprender sobre su diversidad y deshacer gran parte del colonialismo y la cultura de telenovela que se esconde detrás de la forma en que vemos nuestros cuerpos.
Movimiento alegre	Mantén una relación equilibrada con el ejercicio que funcione para ti.	Desaprender las reglas en torno al ejercicio es difícil, pero es importante aprender cómo puede ayudarnos a reducir el riesgo de sufrir enfermedades crónicas. Encontrar el movimiento que funcione para ti es clave. ¡Baila esa bachata, chula!

Principio AI	Significado pretendido	Una pizca de sazón
Nutrición gentil	Concéntrate en agregar nutrición a tu dieta y controlar enfermedades crónicas sin ser demasiado restrictiva.	Honra tu cultura, tu salud y tu nutrición: es básico que aprendamos cómo nuestras comidas culturales se ajustan a pautas nutricionales y nos alimentan. No tenemos por qué cambiar nuestras recetas para combatir enfermedades crónicas y, por supuesto, que sí podemos añadir más ingredientes culturales a nuestra vida diaria, capaces de ayudarnos a encontrar la auténtica salud.

Pros y contras de la alimentación intuitiva

Como dije, la AI me ayudó a encontrar las palabras y herramientas necesarias para abrazar por completo a la dietista que estaba destinada a ser y estaré eternamente agradecida por eso. Repasemos cómo la alimentación intuitiva no es la única forma correcta de comer. Tiene pros y contras.

Pros:
Para mí, existen cuatro ventajas principales en la alimentación intuitiva. Cuando se utilizan correctamente, estos principios pueden ser una herramienta poderosa para recuperar tu vida. Puedes ver el final del túnel en lo que respecta a hacer dieta. Las ventajas de la alimentación intuitiva son que:

Fundamentos de la alimentación intuitiva | 109

1. Aprendes a romper con la mentalidad de dieta y la culpa por la comida. Esta es una de las razones por las que muchas personas se sienten atraídas por la alimentación intuitiva. Sabemos que las dietas no funcionan, así que encontrar una alternativa que te ayude a romper con eso, se siente jodidamente liberador. Queremos poder comer en paz, sin estresarnos por cada migaja y ser capaces de hacerlo.

2. Permite el placer y el disfrute de la comida sin vergüenza ni culpa. Encontrar la alegría de comer es muy importante y es otra razón por la que muchas personas se sienten atraídas por este marco. Por eso ves tantas publicaciones en Instagram de dietistas comiendo galletas, jaja. Porque deberías poder hacerlo y también deberías poder comer TODOS tus alimentos culturales sin culpa; sentir todas las sensaciones de morder una arepa caliente. Debería ser agradable y placentero.

3. Reconectas con tu cuerpo y sus señales. Debes ser capaz de comprender tu cuerpo y sus necesidades. La AI te ayuda a establecer esa conexión con el hambre y la saciedad, para que ya no les temas y aprendas a nutrir tu cuerpo.

4. Aprendes a enfatizar la flexibilidad y las necesidades individuales. Es por eso que me encanta esta óptica, porque se trata de encontrar lo que funciona para ti y solo para ti. Aprender tus preferencias y ser flexible para comer respetando tu salud, es CLAVE. Debes tener flexibilidad para resolver todo esto y evolucionar hacia el conocimiento de lo que tu cuerpo necesita, sin importar la mierda que el mundo te lance.

110 | LA ANTIDIETA PARA LATINAS

Además, es importante tomarnos un momento para hablar sobre la Salud en Todas las Tallas (HAES, por sus siglas en inglés) y cómo funciona de la mano con la alimentación intuitiva. Mientras avanzaba en mi aprendizaje sobre la AI, también me presentaron la HAES, al igual que a otras y otros dietistas registrados. Incorporar esta parte de justicia social en mi trabajo se volvió fundamental para mí. Cuando me di cuenta de que los principios de la alimentación intuitiva no incluyen la justicia social y al trabajar en comunidades diversas, comprendí que era esencial, si queríamos generar un cambio tangible dentro de nuestras comunidades.

1. HAES[3] es un modelo de práctica de marca registrada creado por la Asociación para la Diversidad de Tallas y la Salud (ASDAH, por sus siglas en inglés). Esta organización supervisora apoya, promueve y educa sobre HAES, que se centra en cinco pilares clave, para brindar acceso a la salud a todas las personas, sin importar el tamaño, capacidad, sexo o género: **Inclusión en cuanto al peso:** HAES reconoce que los cuerpos tienen distintas formas y tallas. La diversidad corporal es real y el peso no es un indicador confiable de salud o del valor de una persona. HAES promueve el respeto por todos los cuerpos, lo que hago yo también.

2. Incremento de la salud: HAES se centra en ayudar a todas las personas a desarrollar hábitos saludables que promuevan el bienestar físico, emocional y mental, en lugar de enfocarse en la pérdida de peso. Se trata de autocuidado, de mover el cuerpo de forma alegre y de nutrirlo.

Fundamentos de la alimentación intuitiva | 111

2. Cuidado respetuoso: Este punto es para que profesionales médicos lo lean. Es importante respetar a sus pacientes. Esto significa que tenemos que brindar atención compasiva y libre de prejuicios a todas las personas, independientemente de su talla. Implica además, rechazar el estigma relacionado con el peso y cualquier otra práctica que dañe la salud o el bienestar. Veo a los médicos que reparten folletos con las palabras "NO COMER ALIMENTOS BLANCOS" y el primer alimento de la lista es el arroz blanco. ☹

3. Comer para el bienestar: OK, esta es mi área de especialización y, en serio, es muy importante. No puedo decirte cuántas personas simplemente no comen lo suficiente. HAES promueve un enfoque positivo y equilibrado de la nutrición, lo que significa escuchar a tu cuerpo, el hambre y la saciedad, no restringirte y nunca sentir culpa. Si no tienes ni idea de cómo es esto, no te preocupes, porque de eso se trata este libro, chula.

4. Movimientos que mejoran la vida: Por último, todo el mundo necesita encontrar un tipo de movimiento que le ayude a sentirse bien y que pueda realizar según su habilidad. Esto implica que los gimnasios, parques y espacios recreativos deben proporcionar equipos que permitan su uso a personas con diferentes capacidades y tallas. Asimismo, que, como sociedad, tenemos que ser inclusivos, porque el salubrismo nos dice que debemos mover nuestros cuerpos de cierta manera para sentirnos bien o para que nos consideren sanos. Sin embargo, cuando no

lo hacemos porque los equipos y las estructuras no son seguras o no están disponibles, la culpa recae en la persona y no en las estructuras sociales.

Al igual que la alimentación intuitiva, HAES proporciona un marco que podemos utilizar para ser más inclusivos y positivos respecto a la gordura con nuestros pacientes. Entre 2022 y 2024, ASDAH actualizó su marco de trabajo para incluir los siguientes principios:

1. Marco de trabajo con fundamentos liberadores
2. Autonomía corporal del paciente
3. Consentimiento informado
4. Atención compasiva
5. Análisis crítico, aplicación y ejecución de estudios y recomendaciones médicas relacionadas con el peso
6. Destrezas y equipos adecuados para brindar atención compasiva e integral a los cuerpos de las personas obesas
7. Funciones y responsabilidades del proveedor de salud
8. Herramientas que apoyen el bienestar y la cura, sin contribuir a la opresión
9. Abordaje del prejuicio antigordura
10. Abordaje del sesgo sistémico antigordura

Es importante señalar que no todos los proveedores de AI son HAES y viceversa, pero utilizo ambas ópticas en mi trabajo, según sea necesario. Al igual que AI, HAES no puede ser el fin de todo. La gente puede volverse demasiado fanática y apasionada con esto, por eso quiero hacer

Fundamentos de la alimentación intuitiva | 113

énfasis en que estos marcos deben usarse como referencias y no como el evangelio.

Hace unos años, leí *Cultish: The Language of Fanaticism* (Culto: el lenguaje del fanatismo) de Amanda Montell, al mismo tiempo que mi compañera dietista Clara Nosek. Nos enviábamos mensajes de texto sobre el libro y, cuando nos reunimos en Chicago, en enero de 2023, conversamos sobre lo impactante que nos pareció a ambas y Clara me hizo esta importante distinción: "La alimentación intuitiva es una gran herramienta, no 'la herramienta'. Al igual que las críticas al feminismo blanco, la alimentación intuitiva no busca desmantelar los sistemas de opresión que crean y mantienen la cultura de la dieta".

Dado que la mayoría de las dietistas que practican la AI suelen ser mujeres cisgénero, delgadas y sanas, no suelen hablar del sistema de opresión que es necesario desmantelar para que las personas tengan acceso a alimentos, atención médica, vivienda y salud. Parece ser que el único objetivo es erradicar la cultura de la dieta; sin embargo, no podemos hacerlo si no hablamos de desmantelar la supremacía blanca, porque son lo mismo. Por eso, siempre digo que no podemos hablar de salud, hasta que todas las personas tengan acceso al mismo nivel de hábitos que la promuevan.

Clara me miró, suspiró y agregó: "Desafortunadamente, lo que vemos en la aplicación actual de la AI es el deseo de reemplazar la cultura de la dieta con un 'mejor' conjunto de reglas". Y este punto me lleva a mis contras sobre la AI.

LA ANTIDIETA PARA LATINAS

Contras:

1. **El fanatismo:** como señala Clara, la alimentación intuitiva, a menudo se siente como la transferencia de un comportamiento a otro. Para algunas personas puede convertirse en una obsesión por tener la razón respecto a la forma correcta de comer y vivir, pero nadie tiene, en realidad, la marca registrada del comer "bien". Creo que el objetivo original de la AI era funcionar como una herramienta para permitir que las personas superaran las reglas impuestas por las dietas creadas para ayudarles a vivir (y creo que Evelyn está de acuerdo con esto, puesto que ha compartido varias de mis publicaciones sobre los matices y la AI). Pero, cuando se aplica un enfoque absolutista, es decir, de todo o nada a la AI, como la mejor manera de sanar su relación con la comida, se crea un grupo de seguidores parecido a una secta. Dietistas, nutricionistas y seguidoras(es) por igual, se pueden convertir en fanáticos de la AI, hasta el punto de no ser capaces de considerar ninguna otra forma de comer o pensar sobre la alimentación. Se trata de tener la "razón" en el mundo de la nutrición, en lugar de lo que, en mi opinión, debería haber sido desde el principio: la práctica de ser simplemente un ser humano y comer.

2. **Considerarla mejor y moralmente superior:** en un mundo donde debemos tomar tantas decisiones, es comprensible buscar respuestas para atravesar el caos y tachar de una lista. Sin embargo, el problema es que puede llevarnos a adoptar una perspectiva

Fundamentos de la alimentación intuitiva | 115

más papista que el papa y es lo que con más frecuencia veo en las redes sociales. Un mensaje muy común es que, si no haces AI, estás equivocada. Si no sigues los pasos al pie de la letra, también y Dios no permita que digas algo sobre la idea de perder peso. ¡Excomulgada(o)! No hay ningún matiz que permita a cada persona descubrir qué le funciona mejor. Lamentablemente, hay mucha manipulación psicológica hacia las personas con cuerpos más grandes. Basta con ver el *hashtag*, donde aparecen solo mujeres blancas, delgadas, sosteniendo una báscula, gritando ¡tírenla a la basura! (y créeme, soy culpable de haber hecho esa publicación, pero, de nuevo, he aprendido y crecido desde entonces). Hay un rechazo constante de las cosas reales y horribles que las personas con cuerpos gordos experimentan a diario. Para muchas de ellas, no es tan jodidamente simple como tirar la báscula o comerse las galletas.

3. No se menciona la nutrición ni los determinantes sociales de la salud: si bien la nutrición suave es técnicamente el décimo principio, cuando se analizan estas cuentas, no se habla mucho de nutrición y mucho menos, que las personas de comunidades con bajos ingresos son humilladas por el simple hecho de comerse una dona, mientras que estas cuentas son elogiadas por comerlas. No se mencionan las razones por las que no tenemos acceso a los alimentos, ni cómo las disparidades en materia de salud afectan a las comunidades de color, ni cuántas personas no pueden comer simplemente cuando tienen hambre. Muchas se enfocan en la parte de

"solo cómete las galletas" y dado que no hay mucho contenido en sus publicaciones, la gente leerá el epígrafe y pensará: "Ah, está bien, voy a hacerlo". Lo que termina sucediendo es que estas personas pasan de un comportamiento al otro. Muchas chulas de mi grupo me dicen que cuando entran en la etapa de "¡a la mierda!" sin orientación, acaban dándose atracones y terminan con problemas de control del azúcar en sangre, porque no se asesoraron con alguien que las ayudara a entender cómo no oscilar hacia el otro extremo del péndulo.

Como dietista que sí se enfoca en la nutrición, he escuchado cuentos de terror de clientes que me encuentran después de trabajar con grandes y notables dietistas de Instagram, especializados en alimentación intuitiva. Por ejemplo, tuve a una persona que participó en mi grupo de seis semanas, y que trabajó con una dietista registrada especializada en AI que puso énfasis en la satisfacción de las necesidades de su cuerpo. A veces, para mi cliente eso significaba comer tubos enteros de galletas Oreo. Cuando le preguntaba sobre nutrición, recibía respuestas como "tu cuerpo sabe lo que necesita" y "dale a tu cuerpo lo que quiere". Le recordó que no se estresara por la nutrición y que comiera lo que quisiera. Aunque estoy de acuerdo en que la nutrición debe estar libre de estrés, lo que se pierde aquí es la intención y la educación. Mi cliente estaba aprendiendo a comer más alimentos, lo cual estaba genial, pero no a comer de forma rutinaria comidas equilibradas que respetaran tanto su hambre como sus preferencias.

4. Se descuidan los matices y la perspectiva cultural. Este es el punto en donde concentro gran parte de mi tiempo. Si estás aprendiendo nutrición, pero no estás elevando tus alimentos culturales, eso es un problema. Si tu forma de ser un comedor intuitivo es "saneando" tus alimentos y expresarte mal de ellos, entonces no sanaste tu relación con la comida.

Una persona puede haber sido educada para cambiar el arroz blanco por arroz integral. Este es un ejemplo de "sanear" un plato: tomar el plato tal cual es e incorporar cambios "más saludables" para reducir calorías (no necesariamente para añadir nutrientes). Esto ocurre con frecuencia en los programas de dietas e, incluso, por parte de las y los dietistas. Aun, cuando el arroz integral no sea culturalmente apropiado para el plato, no es raro ver cómo el saneamiento se transforma en adoptar la idea de que "sabe mejor", "está igual de bueno" o "ahora prefiero esto". Entonces, cuando alguien se adentra en la AI, es común que se pregunte: ¿por qué como ciertos alimentos? Cuando la alimentación intuitiva carece de matices, los clientes pueden pensar: "No, realmente prefiero el arroz integral", sin desentrañar el contexto que rodea este sentimiento. A menudo, nos sentimos mejor al hacer estas elecciones porque socialmente son más aceptables y siguen estando en consonancia con la definición de salud de los demás. La alimentación intuitiva no siempre da cabida a los matices que se requieren para profundizar en la influencia social del por qué comemos lo que comemos.

En resumen, ¿seguimos utilizando la alimentación intuitiva para hacer dieta o para practicar estándares nutricionales blanqueados? ¿Seremos capaces de experimentar satisfacción únicamente con los diez principios de la alimentación intuitiva?

El problema con la AI es más grande que el marco en sí. Tiene que ver con la forma en que funciona nuestro mundo. Según una encuesta realizada a dos mil personas, cada una, en promedio, participará en ciento veintiséis dietas a lo largo de su vida[4]. Eso significa muchas reglas, decisiones, programas y protocolos diferentes. Cuando llega el momento de pensar en la alimentación intuitiva, la gente se encuentra abrumada. Gran parte de la vida es incontrolable, pero la comida casi siempre se puede controlar con una dieta. La alimentación intuitiva puede parecer como ir de un extremo a otro. Como resultado, veo que clientes y seguidores la abordan como un evangelio, en lugar de hacerlo con mentalidad flexible. Se convierte en un nuevo conjunto de reglas y una comunidad con toma de decisiones correctas e incorrectas. Podría llegar a parecer una secta.

En su libro *Cultish*, Amanda Montell[5] explica por qué los grupos sectarios modernos pueden resultar tan atractivos para la gente:

Ayudan a aliviar el ansioso caos de vivir en un mundo que presenta casi demasiadas posibilidades de "quién ser" (o al menos la ilusión de ello). Durante la mayor parte de la historia de Estados Unidos, la profesión, las aficiones, el lugar de residencia, las relaciones románticas, la dieta, la estética —todo— de una persona, tenían relativamente pocos destinos. El siglo XXI, sin embargo, presenta a la gente (es decir, a los privilegiados) un menú de decisiones del tamaño de Cheesecake Factory. La mera cantidad puede ser paralizante, especialmente en una era de autocreación radical. Como dice nuestra sabiduría popular generacional, los padres de los *millennials* les dijeron que podían crecer para ser lo que quisieran, pero entonces ese pasillo de cereales de interminables "y si" y "podría ser" resultó ser tan aplastante, que todo lo que querían era un gurú que les dijera qué elegir.

Cuando piensas en comer utilizando alimentación intuitiva, puede parecer una plácida estructura que otorga flexibilidad para comer en un mundo lleno de malditas reglas alimentarias absurdas y estoy de acuerdo con eso. La AI seguramente puede proporcionarnos cierta tranquilidad, pero, por desgracia, la gente con frecuencia es capaz de llevarla al extremo del fanatismo. Un ejemplo simple es la idea de que no puedes tomar refrescos *light* porque eso significaría que haces dieta. También he sido testigo y he recibido críticas debido a mi énfasis en el contenido nutricional. Las clientas se acercan a mi biblioteca de recursos sobre nutrición con escepticismo, preguntando: "¿Esto no es hacer dieta?". Añadir fibra es hacer dieta, ¿no? Hablar de nutrición se siente como hacer dieta, lo cual es un objetivo fanático para la AI. También hay una hiperfijación en donde la alimentación intuitiva es la única fórmula correcta. He observado, la gran importancia que se le da a la AI como respuesta, incluso para la gente que quiere perder peso. La AI ignora la autonomía de la persona, lo mismo que aquello de que vivir con un cuerpo más pequeño sería más seguro (desde la perspectiva de la discriminación), para algunas personas.

La alimentación intuitiva se sugiere como la solución a todos tus problemas: si la haces correctamente, serás feliz. Si no eres feliz, es que lo has hecho mal. Desafortunadamente, esto no deja espacio para que la gente sea infeliz y navegue por su cuerpo después de una recuperación o aumento de peso.

Otro comportamiento que veo mucho en las redes sociales es eliminar comentarios que no están de acuerdo con la publicación o que no promuevan la AI. Como persona de color creadora de contenido, recibo comentarios inapropiados constantemente y elimino aquellos que son dañinos y perjudiciales. Sin embargo, esto no es lo mismo que borrar un comentario, solo porque la persona no está de acuerdo con tu objetivo de mercadeo, lo cual proviene de la postura de querer estar en lo "correcto" en todo.

Es normal aprender cosas nuevas y cambiar de opinión en función de nuevos hallazgos que antes desconocías. ¡Evolucionar requiere de adaptación! La nueva información que recibimos nos transforma. Podrías estar totalmente inmerso en hacer dieta y sentir que ese es el único camino. Con nuevos conocimientos puedes tomar decisiones mejor informadas para tu salud y bienestar. Por otro lado, es posible que veas la AI como "el único camino" hacia la libertad y la paz con la comida, pero tiene muchos más matices que eso. Si leer esto te molesta, creo que debes reevaluar tu relación con la alimentación intuitiva.

Fundamentos de la alimentación intuitiva | 121

RESUMIENDO: La AI es tan solo una herramienta. No te hace moralmente superior. No es el evangelio ni LA ÚNICA manera de comer. La AI no es un objetivo que se puede alcanzar tachando una lista de diez principios. La AI tiene potencial para ayudarte a sanar de experiencias dietéticas previas y hacerte sentir mejor.

Práctica chula:

1. Si aún no lo has hecho, familiarízate con los diez principios de la alimentación intuitiva. Identifica un principio que quieras incorporar a tu vida con el fin de reforzar tu relación con la comida.

2. Considera cómo puedes añadirle algo de sazón al principio que elegiste en el punto 1.

3. Revisa las cuentas de nutrición que sigues en las redes sociales para ver si te vendría bien ver más matices, ¡incluso en las cuentas de alimentación intuitiva! Algunas de mis favoritas a continuación:

   - Shana Minei Spence MS, RDN, CDN
   - Jasmine Westbrooks MS, RD, LDN, CDCES y Ashley Carter RD, LDN en *EatWell Exchange*
   - Clara Nosek MS, RDN
   - Jessica Wilson MS, RD
   - Dra. Whitney Trotter DNP, APRN, PHNP-BC, RDN
   - Zariel Grullón RDN, CDN
   - Maria Sylvester Terry MS, RDN, LDN

4

RESPETO POR LA CULTURA
Historia de Chula: Eva

Eva tiene treinta y tres años y es ingeniera. Vive en Orlando con su marido y su perro, y les encanta cocinar platos puertorriqueños. En su última visita al médico, le diagnosticó que era prediabética, basándose en una lectura ligeramente elevada y le entregó un documento con información nutricional y directrices que expresaban: "nada de carbohidratos blancos ni vegetales con almidón", lo que significa que todos los tubérculos quedaban fuera de la mesa. Para Eva, esto significaba que no podía cocinar alimentos básicos de la cultura puertorriqueña, que en realidad son muy nutritivos, como la yuca y la yautía. Cuando llegó al Chula Club, no tenía ninguna formación en nutrición y venía la sensación de que tendría que restringir su ingesta de alimentos. Lo que aprendió, le ayudaría a cambiar esta perspectiva.

En septiembre de 2021, recibí un correo electrónico con una invitación para asistir a la conferencia de la Casa Blanca sobre el hambre, la nutrición y la salud. Me quedé bastante sorprendida porque no tenía ni idea de cómo había terminado en esa lista ni por qué, pero fui. Se trataba de una conferencia sobre cómo Estados Unidos piensa combatir los problemas relacionados con estos tres

124 | LA ANTIDIETA PARA LATINAS

factores: el hambre, la nutrición y la salud. Como dietista, quería estar allí y escuchar el plan. Era la primera vez que oía hablar tanto de los determinantes sociales de la salud y de cómo la comunidad BIPOC se ve afectada por la pobreza, el estigma del peso y el inadecuado acceso a la atención sanitaria. Me sentía nerviosa por estar allí, pero, más que eso, emocionada por las conversaciones esclarecedoras que iba a tener con profesionales de la salud de todo el país.

A lo largo de la conferencia no dejé de sentir destellos de esperanza, pero no quería hacerme demasiadas ilusiones. Nuestro último punto del orden del día era reunirnos en mesas redondas. En mi mesa estaba el subdirector del Departamento de Agricultura de los Estados Unidos (USDA, por sus siglas en inglés). Comenzamos a hablar de mi trabajo como dietista titulada y me invitaron a conectarme vía Zoom unas semanas después para hablar de mi punto de vista sobre MyPlate.

MyPlate es una herramienta de nutrición comunitaria para ayudar a las personas a crear comidas balanceadas. Me entusiasmaba la idea de compartir mi punto de vista, culturalmente sensible, sobre cómo hacerlo más aplicable a las comunidades de color, porque no comemos arroz integral, pollo al vapor y brócoli todas las noches. Una tarde de octubre me conecté a mi reunión con tres mujeres que trabajaban para el USDA. Me presentaron a una mujer que exclamó que conocerme fue para ella lo más destacado de la conferencia en la Casa Blanca. Me sentí bienvenida y entusiasmada, pero sabía que no podía darles todas mis ideas sin estar segura de que sería compensada por mi servicio de consultoría. Compartí mi punto de vista sobre el por qué MyPlate aún no era un nombre familiar entre las familias latinas. Podía sentir cómo la energía de la reunión cambiaba a medida que hablaba. Las mujeres respondieron a la defensiva. Se convirtió rápidamente en una situación incómoda, porque no creo que esperaran que mencionara los problemas, sin aportarles soluciones concretas. Estaba claro que solo querían sacar ventaja de mis ideas y no estaban contentas con mis puntos de vista conflictivos sobre nutrición y MyPlate.

Después de la llamada, hice seguimiento no una, sino cuatro veces. ¡El USDA me había dejado plantada! Daba la impresión de que querían mis conocimientos gratis, pero yo no estaba dispuesta a ofrecérselos. En su lugar, creé una lista de reproducción en TikTok para mis seguidores sobre cómo podíamos cambiar MyPlate para que fuera culturalmente más apropiado para las comunidades BIPOC. Para mí era importante compartir mi perspectiva con palabras que pudieran servirles de la manera que yo pretendía.

Siempre he sentido un profundo aprecio por MyPlate debido a su clara organización y representación visual. En esencia, MyPlate sirve como una guía tangible que te permite ordenar tu plato de modo que proporcione una comida completa bien equilibrada. El diseño de la herramienta permite percibir visualmente diferentes grupos de alimentos y conocer su valor nutricional. En un mundo en el que los conocimientos nutricionales son sorprendentemente pobres, estas herramientas son inestimables. A lo largo de mi trayectoria profesional, me he encontrado con numerosas personas adultas que carecen de los conocimientos más elementales sobre conceptos nutricionales tan básicos como los carbohidratos, las proteínas y las grasas.

126 | LA ANTIDIETA PARA LATINAS

O, aunque algunas puedan tener una comprensión básica, las complejidades de muchos alimentos siguen siendo desconcertantes para ellas.

La creación de MyPlate se remonta a 2010. Surgió como una guía nutricional renovada, con la participación activa y el respaldo de la entonces primera dama Michelle Obama. Quienes crecieron en los años 90 recordarán con cariño a MyPyramid adornando las paredes de las aulas de salud. Cuando me gradué en 2010, me alegré de que la pirámide desapareciera porque nunca tuvo sentido para mí. MyPlate se introdujo como un modelo más intuitivo, con el objetivo de proporcionar una guía visual directa para una alimentación equilibrada, que me encanta como herramienta educativa.

Las enseñanzas de MyPlate no se limitan a una sola institución o grupo demográfico. Diversas entidades, desde escuelas hasta organizaciones sin fines de lucro, han integrado sus directrices en sus planes de estudio. Cuando trabajaba con organizaciones sin fines de lucro financiadas con subvenciones del USDA, MyPlate era una herramienta educativa fundamental, que se utilizaba para enseñar a la comunidad. Su sencillez y eficacia para transmitir información nutricional me facilitaron su uso, desde el aula de preescolar hasta el comedor social.

Sin embargo, como ocurre con cualquier modelo, MyPlate no está exento de defectos. Uno de los que más me preocupan es la limitada representación de alimentos culturales. Muchos platos tradicionales no encajan perfectamente en el modelo de plato segmentado que propone MyPlate. Sin el contexto y la educación adecuados, existe el riesgo de que las comunidades consideren erróneamente que sus alimentos tradicionales no son saludables o no se ajustan a las directrices recomendadas. El diseño segmentado puede sugerir porciones de tamaño fijo, lo que podría infundir sentimiento de culpa en quienes desean repetir o necesitan porciones más grandes. Una interpretación tan rígida puede ser perjudicial para la relación con la comida. Y ahí es donde veo más problemas.

Es esencial poner énfasis en la flexibilidad inherente a herramientas como MyPlate. Los seres humanos somos diversos, con necesidades y apetitos variables. Como señalo con frecuencia, no somos robots que se conectan y desconectan a diario. Algunos días podemos tener más hambre, mientras que otros días, de forma natural, podemos tener menos. La clave es entender que MyPlate, al igual que la alimentación intuitiva, es adaptable. Es una pauta, no una regla inflexible y debe ajustarse a las necesidades y circunstancias individuales.

Como verás, MyPlate[1] se utiliza para dividir tu plato en secciones, por grupos de alimentos. Desglosemos los distintos grupos de alimentos:

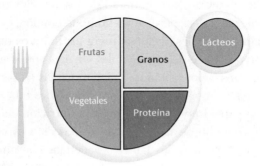

Haz que una cuarta parte de tu plato sean granos:

Verás que en la esquina superior izquierda encontrarás la sección de granos. Granos y carbohidratos son esencialmente lo mismo, por lo que puede resultar muy confuso para quienes no tienen una adecuada educación en nutrición. Muchas personas no saben realmente qué son los carbohidratos y existe una gran cantidad de desinformación al respecto. La gente teme a los carbohidratos, como si fueran a provocarle diabetes. ¡Noticia de última hora: no es así! La diabetes es una enfermedad crónica compleja y comer carbohidratos no la provoca.

En Estados Unidos, se hace un ENORME énfasis en el trigo. Lo cultivamos aquí, lo entiendo, pero hay alrededor de veintidós granos enlistados en el sitio web del Consejo de Granos Enteros, como el maíz (sí, el maíz es un grano entero), el amaranto, la cebada, la avena, la quinoa y muchos más. El trigo integral no es el único, pero en las recomendaciones, es básicamente el único que vemos.

Ahora bien, una cuarta parte de nuestro plato son cereales (recordatorio, solo la mitad de los cereales diarios deben ser integrales), pero en mi humilde opinión, cuando solo decimos cereales, dejamos fuera los hidratos de carbono que proceden de los vegetales y frutas con almidón, como las papas y los plátanos. Y sí, aunque las frutas y vegetales tienen su propia sección en el plato, los tubérculos tienen un papel importante en nuestra nutrición cultural. Para el promedio de las personas latinas esto es confuso, porque deja fuera las frutas y vegetales con almidón y muchos platos culturales que potencialmente contienen abundante fibra y nutrientes. Si yo estuviera al mando,

Respeto por la cultura | 129

llamaría a esta porción "carbohidratos". Quítate el miedo a los carbohidratos sin importar lo que la gente keto te diga. ¿Y por qué como dietistas y profesionales de la salud, queremos que comas cereales integrales? Por la fibra, vitaminas y minerales que contienen, pero ¿sabes qué otro alimento los tiene? ¡Los tubérculos!

Los hidratos de carbono son uno de los tres macronutrientes principales en los alimentos, junto con las proteínas y las grasas. Son una fuente crucial de energía para nuestro cuerpo y se presentan en diversas formas: azúcares, almidones y fibras. Se encuentran en una amplia gama de alimentos como cereales (por ejemplo, arroz, pan), frutas, vegetales, legumbres (frijoles, lentejas) y productos lácteos.

Cuando comemos hidratos de carbono, nuestro cuerpo los descompone en un tipo de azúcar llamado glucosa, que es como el combustible para nuestras células: proporciona energía para que nuestro cuerpo funcione correctamente. Imagina que la glucosa es como la energía que impulsa nuestras actividades diarias, desde vivir, respirar, caminar y hablar, hasta actividades físicas más intensas.

Una vez digeridos los hidratos de carbono y liberada la glucosa en el torrente sanguíneo, el organismo la utiliza de varias maneras:

1. Energía inmediata: una parte de la glucosa es utilizada inmediatamente por nuestras células como energía. Proporciona el combustible rápido necesario para que nuestros músculos se muevan, nuestro cerebro piense y nuestros órganos funcionen.

2. Energía almacenada: el exceso de glucosa que nuestro cuerpo no necesita para obtener energía

inmediata se almacena en el hígado y los músculos en forma de glucógeno. El glucógeno actúa como reserva o almacén de energía para su uso posterior.

3. Energía sostenida: cuando nuestro cuerpo necesita energía entre comidas o durante actividades prolongadas, puede volver a convertir el glucógeno almacenado en glucosa. Este proceso ayuda a mantener un suministro constante de energía para nuestro cuerpo.

Es importante recordar que los hidratos de carbono en sí no son intrínsecamente malos o poco saludables. De hecho, son parte esencial de una dieta equilibrada. Los carbohidratos proporcionan nutrientes importantes, vitaminas, minerales y fibra que nuestro cuerpo necesita para funcionar de manera óptima, por lo que jamás entenderé, cómo alguien con un título en ciencias o que ha estudiado nutrición puede promover la dieta keto. Una vez más, el objetivo de muchos *influencers*, médicos, dietistas y proveedores de atención médica es adelgazarte, no ayudarte a conseguir una buena salud. Si se tratara de la salud, nunca impulsarían la dieta keto o muchas otras dietas superrestrictivas.

Así que, en lugar de temerle a los carbohidratos, es más útil entender su papel como fuente vital de energía para nuestro cuerpo. Cuando Eva aprendió esto, su vida cambió. Reintrodujo los tubérculos, que tanto temía, porque comprendió su valor nutritivo, lo mismo que aprendió a tomar decisiones y añadir nutrición a su dieta con platos que ya conocía y con los que había crecido, lo cual no solo disminuyó el estrés, sino que la ayudó a reducir el azúcar

Respeto por la cultura | 131

en sangre. Conozcamos los tubérculos ricos en almidón de los platos tradicionales de Eva y de los nuestros:

1. Yuca (*cassava*): es un tubérculo rico en almidón. Se utiliza a menudo en platos como yuca frita, yuca hervida o masas a base de yuca para empanadas o tamales.

2. Batata (*sweet potato*): ¿sabías que la batata era *sweet potato*? Y todos sabemos que el mundo del bienestar está ENAMORADO de la batata. Las batatas se utilizan ampliamente en la cocina latinoamericana, pero ¿por qué no hablamos de todos los platos increíbles que las utilizan y lo nutritivas que son? Es porque, una vez más, nadie está traduciendo los ingredientes y mirándolos desde un punto de vista nutricional, solo se están apegando a los estereotipos y prejuicios hacia nuestros alimentos. Se pueden, hacer puré o usar en guisos, sopas y distintos acompañamientos.

3. Ñame (*yam*): es otro tubérculo rico en almidón. Se suele utilizar en sopas, guisos o asado como guarnición.

4. Malanga: es un tubérculo muy utilizado en América Latina y el Caribe. Se puede preparar hervida, frita o en puré.

5. Raíz de taro: conocido como yautía blanca en la República Dominicana, es un tubérculo rico en almidón, que se utiliza en la cocina latinoamericana. Se utiliza a menudo en sopas, guisos y platos tradicionales como el sancocho o la sopa de ocumo.

6. Arrurruz (*arrowroot*): Es un tubérculo feculento que se utiliza como espesante en la cocina

132 | LA ANTIDIETA PARA LATINAS

latinoamericana. Se usa a menudo en salsas, jugos o postres.

7. Papa (*potato*): es un tubérculo ampliamente utilizado en la cocina latinoamericana. Se pueden hervir, freír, hacer puré o usar en diversos platos.

Técnicamente, los plátanos son frutas. A menudo se incluyen en las discusiones sobre tubérculos feculentos, debido a sus usos culinarios y a sus similitudes con otras raíces feculentas. Los plátanos son parte integral de la cocina latinoamericana y su naturaleza farinácea los convierte en un ingrediente versátil, tanto en platos salados como dulces.

1. Plátanos verdes: Cuando los plátanos no han madurado tienen mucho almidón y son menos dulces. Se suelen utilizar en platos salados como los tostones o patacones, donde se cortan en rodajas, se fríen y luego se hacen puré o se aplastan. Llevé a mi madre a un restaurante peruano y le expliqué que los patacones son tostones y ese día aprendió algo. No deja de asombrarme lo increíble que es que utilicemos los mismos ingredientes de formas tan diversas.

2. Plátanos amarillos: A medida que los plátanos maduran y se ponen amarillos, se vuelven más suaves y dulces. Los plátanos amarillos se utilizan, a menudo, en platos como los maduros, donde se fríen hasta que se caramelizan y se sirven como guarnición dulce y deliciosa.

Se trata de vegetales feculentos increíbles que deberían formar parte de la sección de carbohidratos porque

Respeto por la cultura | 133

técnicamente nos los aportan y no encajan del todo en la sección de vegetales, que en su mayoría solo proporcionan fibra, vitaminas y minerales. Al añadirlos a esta sección, reducimos el estigma y la culpa que muchas personas sienten en torno a los carbohidratos. Además, debido a su complejidad nutricional, son una excelente manera de ayudar a reducir los niveles de azúcar en sangre.

Hablemos de la nutrición, tanto de los cereales integrales como de las hortalizas de raíz y señalaré que muchos tubérculos tienen más nutrientes en porciones más pequeñas en comparación con los cereales integrales.

- Carbohidratos: tanto los cereales integrales como los tubérculos aportan hidratos de carbono, que son una fuente importante de energía.
- Fibra: si bien se dice que los cereales integrales son la única forma de obtener fibra de los carbohidratos, los tubérculos también pueden contribuir a la ingesta diaria de fibra. Por ejemplo: las batatas, las remolachas y las zanahorias contienen fibra dietética que favorece la salud digestiva, ayudan a saciar el apetito y contribuyen a la salud intestinal en general. Incluir una variedad de tubérculos en tu dieta puede ayudarte a diversificar tus fuentes de fibra.
- Vitaminas y minerales: tanto los cereales integrales como los tubérculos ofrecen una variedad de vitaminas y minerales esenciales. Los cereales integrales, como la quinoa y el arroz, son excelentes fuentes de vitaminas B, magnesio y zinc. Por otro lado, los tubérculos aportan nutrientes como la vitamina A (en forma de betacaroteno), la vitamina C, el

134 | LA ANTIDIETA PARA LATINAS

potasio y varios antioxidantes. Incorporar tubérculos y plátanos a la dieta junto con los cereales integrales, puede garantizar una variedad de vitaminas y minerales.

- Antioxidantes: los tubérculos como la remolacha y la zanahoria, son ricos en antioxidantes como el betacaroteno y otros fitonutrientes. Estos compuestos ayudan a proteger las células del daño causado por los radicales libres, lo que reduce potencialmente el riesgo de enfermedades crónicas. Incluir tubérculos ricos en antioxidantes en las comidas, junto con cereales integrales, puede proporcionar una gama más amplia de nutrientes protectores.
- Versatilidad y sabor: los tubérculos, lo mismo que los plátanos, ofrecen versatilidad y sabores diversos. Se pueden asar, hervir, hacer puré, freír o incorporar a una variedad de platos, añadiendo profundidad y carácter a las comidas.

No olvidemos el significado cultural. Tanto los tubérculos como los plátanos suelen tener un significado cultural en muchos países como la República Dominicana, de donde es mi familia. Nuestros alimentos merecen estar en nuestros platos sin ser vilipendiados, por eso me enorgullece tanto educar sobre el valor nutritivo de estos alimentos.

Ahora, voy a desglosar la nutrición real de algunos tubérculos clave "pa que sepan" y para que te sientas bien con ellos. Y recuerda que la cantidad de nutrientes que obtienes, depende de la cantidad que comas, pero, de nuevo, no los comemos solos y, además, añadimos nutrición de múltiples alimentos.

Respeto por la cultura | 135

- Yuca: fibra, vitamina C, tiamina (B1), potasio, magnesio, niacina (B3), vitamina B6, folato (B9), riboflavina (B2), zinc y fósforo.
- Malanga/Yautía/Raíz de taro: una taza de malanga aporta nueve gramos de fibra y tres gramos de proteína, además de vitaminas B, vitamina A y C, magnesio, fósforo, hierro y calcio. De hecho, he empezado a ver chips de yautía en zonas *hipster* (de nuevo, cuando deciden que es saludable, empezamos a verlas en restaurantes de moda, pero cuando las cocinamos en casa, es simplemente otro carbohidrato blanco que hay que eliminar).
- Batata: la batata es rica en fibra y tiene vitaminas A, B6, B5, C y E, potasio y manganeso.
- Ñame: es una excelente fuente de fibra y también contiene vitaminas A y C, hierro y algo de calcio.

Bien, sigamos. De modo que añadimos vegetales con almidón a la sección, le cambiamos el nombre a carbohidratos en lugar de cereales, ¿y ahora qué?

Aquí es donde yo dividiría los carbohidratos en dos categorías: carbohidratos complejos vs. carbohidratos simples. Lo sé, lo sé. Te estoy dando un montón de información de la que probablemente no hayas oído hablar, pero para que podamos entender la nutrición debemos tener la educación adecuada y yo tengo más de siete años de educación en ciencias de la nutrición, así que lo voy a hacer superfácil de entender para ti. No sería la dietista completa que creo ser, si no desglosara todo esto.

Carbohidratos simples:

- Los carbohidratos simples están formados por una o dos moléculas de azúcar que el organismo digiere y absorbe rápidamente.
- Ejemplos de carbohidratos simples incluyen los azúcares que se encuentran en las frutas (fructosa), el azúcar de mesa (sacarosa) y la leche (lactosa).
- Los carbohidratos simples suelen encontrarse en alimentos como caramelos, refrescos, pastelería y otros dulces.
- Proporcionan ráfagas rápidas de energía, pero pueden provocar un aumento veloz de los niveles de azúcar en sangre.

Carbohidratos complejos:

- Los carbohidratos complejos están formados por múltiples moléculas de azúcar unidas entre sí.
- Tardan más en descomponerse durante la digestión, lo que proporciona una liberación de energía más lenta y sostenida.
- Ejemplos de carbohidratos complejos pueden ser los cereales integrales (ejemplo: maíz, quinoa, avena), legumbres (ejemplo: frijoles, lentejas) y vegetales con almidón (ejemplo: papas, batatas).
- Los carbohidratos complejos suelen tener un alto contenido de fibra, lo cual ayuda con la digestión, hace que te sientas satisfecho por más tiempo y favorece la salud intestinal en general.

Básicamente, los carbohidratos simples son como el carburante de combustión rápida que proporciona un estallido inmediato de energía, mientras que los carbohidratos complejos son el combustible de quemado lento, que libera energía gradualmente y te sostiene durante períodos más largos. De momento, debes saber que necesitamos, a diario, tanto los carbohidratos complejos como los simples. Creo que es importante que entiendas que tus necesidades se basan en qué tanto te mueves y cuánta energía gastas a lo largo del día, para lo cual, trabajar con tu equipo médico te ayudaría a averiguarlo. Por ejemplo, alguien que quiera controlar los niveles de azúcar en sangre y las enfermedades cardiacas necesitará más carbohidratos complejos, mientras que alguien que corra un maratón necesitaría más carbohidratos simples.

Haz que una cuarta parte de tu plato sea proteína

Creo que nadie tiene inconvenientes con las proteínas. Sabemos que las necesitamos y que son buenas para nosotros. De origen vegetal o animal, tú eliges.

Fuentes de proteínas:

- Proteínas de origen animal: En la comunidad latine, las proteínas de origen animal son las más consumidas, entre ellas las carnes magras (ejemplo: pollo, ternera, cerdo), el pescado, los huevos y los productos lácteos como la leche, el queso y el yogur.

138 | LA ANTIDIETA PARA LATINAS

- Proteínas de origen vegetal: Las proteínas de origen vegetal también son importantes en la cocina latina. Algunos ejemplos son los frijoles (como los negros, los pintos y los rojos), las lentejas, los garbanzos y la quinoa.

Importancia de las proteínas:

- Aminoácidos esenciales: Las proteínas están formadas por bloques de construcción llamados aminoácidos. Hay nueve aminoácidos esenciales que el cuerpo no puede producir por sí mismo. El consumo de alimentos ricos en proteínas garantiza una ingesta adecuada de estos aminoácidos esenciales. Las proteínas de origen animal se consideran proteínas completas, pues contienen todos los aminoácidos esenciales. Las proteínas de origen vegetal pueden ser incompletas, pero, si se combinan estratégicamente, es posible lograr un perfil completo de aminoácidos. ¡Te veo, arroz blanco con habichuelas!
- Salud muscular y su mantenimiento: Las proteínas son esenciales para construir, reparar y mantener el tejido muscular.
- Densidad de nutrientes: Las proteínas de diversas fuentes ofrecen una variedad de nutrientes esenciales. Las proteínas de origen animal suelen proporcionar proteínas de alta calidad junto con vitaminas y minerales esenciales como hierro, zinc, vitamina B12 y calcio. Las proteínas de origen vegetal ofrecen fibra, antioxidantes y otros fitonutrientes que

Respeto por la cultura | 139

contribuyen a la salud general y a la prevención de enfermedades.

Los platos y recetas ricas en proteínas tienen un significado cultural en la cocina latina. Los platos tradicionales como las carnes a la parrilla, los guisos con frijoles y carne, o los platos a base de plantas, como los frijoles y el arroz, no solo son sabrosos, sino que también nutren y conectan a las personas con su herencia cultural.

Al final del día, no importa si eliges obtener tus proteínas de un animal o una planta. Solo habría que asegurarse de que estés consumiendo una buena variedad, especialmente en una dieta vegana o vegetariana, por lo que es importante trabajar con un o una dietista para asegurarte de que te estás alimentando adecuadamente.

Creo que otra razón por la que nuestros alimentos tienen mala reputación es la fritura, sobre todo cuando se trata de freír proteínas como chuletas, pollo, pescado y chicharrón. ¿Debemos freír todo? No. ¿Tenemos tecnología ahora para reducir el aceite y obtener la textura de fritura? Sí. (Hola, freidora de aire, por favor, patrocíname. ¡Tengo 4 de ellas!).

Desde una perspectiva antropológica, freímos por diversas razones:

- Como método de cocción y conservación: freír puede servir como método de conservación de alimentos. Al freír los alimentos, se elimina la humedad y sin humedad, las bacterias no pueden crecer. Esto puede ser especialmente importante en regiones con acceso limitado a refrigeración, o donde los ingredientes frescos pueden no estar disponibles durante todo el año.

- Mejora el sabor: freír puede mejorar el sabor, el aroma y la textura de los alimentos. La reacción de Maillard, que ocurre cuando el calor intenso interactúa con las proteínas y los azúcares de los alimentos, crea sabores deliciosos y un dorado que sabes que te encanta. Freír puede crear un exterior crujiente mientras se mantiene un interior húmedo y sabroso, que es la textura que más me gusta en los alimentos.

- Eficiencia de recursos: freír puede ser un método de cocción eficiente, especialmente en zonas donde el combustible o las fuentes de energía son escasas. Freír requiere cantidades relativamente pequeñas de aceite o grasa, en comparación con otras técnicas de cocción, como hervir u hornear. Permite una transferencia eficiente del calor, lo que reduce los tiempos de cocción y conserva los recursos.

- Importancia social y cultural: la fritura está profundamente arraigada en las tradiciones culinarias y las prácticas culturales de muchas sociedades. Puede asociarse con ocasiones festivas, celebraciones y reuniones comunitarias. Los alimentos fritos pueden tener significados simbólicos que reflejan la identidad cultural, el patrimonio y las tradiciones ancestrales.

- Adaptación a los recursos locales: la disponibilidad de ingredientes y medios de cocción específicos influye en las prácticas culinarias. Las culturas de regiones con muchos cultivos productores de aceite o grasas animales, pueden haber utilizado históricamente la fritura como método de cocción para aprovechar los recursos locales. Por ejemplo, las culturas con acceso al aceite de palma, al aceite de oliva u otros aceites tradicionales podrían haber desarrollado técnicas de fritura como resultado de ello.

- Practicidad y conveniencia: freír es una forma rápida y eficiente de cocinar alimentos, especialmente los que son pequeños o están cortados en rodajas finas. Puede ser práctico para los vendedores ambulantes de comida: permite una preparación rápida y un consumo inmediato. Y, ¿sabes qué?, la friturera de la esquina en la República Dominicana es de mis personas favoritas y la quiero apoyar porque si hablamos de sostenibilidad, ella fríe todas las partes del animal que, en mi opinión, no tendrían buen sabor de otra manera y aprovecha cada parte sin desperdiciar nada.

En lugar de etiquetar estos métodos de cocina como "malos", deberíamos comprender que la gente es maravillosa y ha encontrado maneras de seguir viviendo y utilizar los recursos de forma sostenible. Como he dicho, ahora tenemos la tecnología, por lo que técnicamente no tenemos que freír todo, pero de vez en cuando, no te va a matar.

Haz que la mitad de tu plato sean frutas y vegetales

No entiendo cómo la gente le teme a la fruta por los carbohidratos y el azúcar. ¿Por qué? ¿Quién te hace daño?

142 | LA ANTIDIETA PARA LATINAS

Las frutas no. Deberíamos comer frutas y vegetales. También creo que la decisión de hacer la mitad del plato con frutas y vegetales se tomó por dos razones: 1) para aumentar la cantidad de frutas y vegetales que comemos, con lo que estoy totalmente de acuerdo. Añadamos más frutas y vegetales a nuestro día; y 2) para saciar a la gente con más fibra y menos calorías. No, no estoy de acuerdo.

En un país donde la gente ni siquiera tiene acceso a la comida, no deberíamos intentar subalimentar a las personas. En lugar de eso deberíamos tratar de que coman calorías de buena calidad, no menos.

He aquí algunas de las muchas razones por las que deberíamos comer frutas y vegetales:

- Densidad de nutrientes: las frutas y vegetales son poderosos en cuanto a nutrientes se refiere. Están cargados de todo lo bueno, como vitaminas esenciales, minerales y fibra. Piensa en la vitamina C, la vitamina A, el potasio, el folato y los antioxidantes. Estos nutrientes son vitales para la salud y el bienestar general y nos hacen sentir bien.

- Prevención de enfermedades: una dieta rica en frutas y vegetales puede ser muy útil en la batalla contra las enfermedades crónicas. Nos referimos a las enfermedades cardíacas, ciertos tipos de cáncer y la diabetes. ¿Cómo funciona? Bueno, esas frutas y vegetales están repletos de antioxidantes, fibra y otros compuestos sorprendentes llamados fitoquímicos. Todos ellos se unen para proteger nuestro organismo, reducir el riesgo de contraer enfermedades y mantenernos fuertes.

Respeto por la cultura | 143

- Fibra y salud digestiva: las frutas y vegetales acuden al rescate con su contenido de fibra. La fibra favorece una digestión sana, facilita el movimiento y nos ayuda a ir al baño con regularidad. Créeme, ¡un intestino feliz es un tú feliz!
- Hidratación e ingesta de líquidos: ahora, imagina estar en un país latinoamericano con un clima que te derrite el trasero. ¡La hidratación es clave, mis amigas! Ahí es donde entran nuestras frutas y vegetales. Muchos de ellos están llenos de agua, lo que nos mantiene hidratados y con nuestro equilibrio de líquidos bajo control. Así que, cuando haga calor afuera, llénate de esas frutas y vegetales hidratantes para mantenerte fresco y listo para afrontar el día.

Las frutas y vegetales son parte integrante de la comida latinoamericana. Los platos tradicionales suelen tener una gran variedad de coloridas frutas y vegetales, como los juguitos y las aguas frescas.

Cuando pienso en juguitos, recuerdo cómo mi familia prepara el más delicioso jugo de tamarindo; también que cuando vas a cualquiera de nuestros países, en el desayuno te reciben con jugo de naranja recién exprimido, cargado con toda la vitamina C que necesitas para el día. Pienso en cómo estas ocho o diez onzas de jugo están perfectamente calculadas para darte el empujón que necesitas.

Originarias de México y Centroamérica, las aguas frescas son una deliciosa combinación de frutas frescas, cereales, flores o semillas mezcladas con azúcar y agua. Estas bebidas, de esencia refrescante e hidratante, celebran sabores de frutas como la sandía, el melón cantalupo

144 | LA ANTIDIETA PARA LATINAS

y la lima. Algunas versiones tradicionales incorporan, incluso, ingredientes únicos, como flores de hibisco o semillas de chía, que se suman a su rico tapiz de sabores.

Desde el punto de vista nutricional, las aguas frescas están cargadas de bondades. Al ser principalmente de frutas, son una fuente natural de vitaminas esenciales como la vitamina C, la A y varias vitaminas del grupo B. La fruta elegida determina cuáles son estas vitaminas con multitud de beneficios como el de reforzar las defensas inmunitarias, garantizar la salud de la piel y un eficaz metabolismo energético. Su composición a base de agua las convierte en una excelente fuente de hidratación. Esto atrae a quienes buscan un toque de sabor en su rutina de hidratación para que vaya más allá de simplemente tomar agua.

Además de la hidratación, merecen ser mencionadas las propiedades antioxidantes de muchos de los ingredientes utilizados en las aguas frescas, especialmente las bayas, los cítricos y las flores de hibisco. Estos antioxidantes ayudan a combatir el estrés oxidativo evitando potenciales enfermedades crónicas. Cuando se preparan incluyendo la pulpa de la fruta, estas bebidas ofrecen fibra dietética, lo cual favorece una mejor digestión.

Sin embargo, es el potencial de personalización de las aguas frescas lo que realmente las hace destacar. Las aguas frescas no solo rinden homenaje a ricas tradiciones culinarias, sino que también ofrecen una armoniosa combinación de sabor y nutrición. Son un testimonio de cómo las bebidas pueden ser indulgentes y beneficiosas a la vez, brindando una sinfonía de sabores, a la vez que nutren el cuerpo.

Imagínense ahora mi sorpresa cuando se hizo viral la tendencia de TikTok "aguas de spa" (*spa waters*), el blanqueamiento de una maravillosa bebida cultural. Como de costumbre, la idea era que esos creadores "descubrieron" las aguas frescas y las rebautizaron como *spa waters* para que se adaptaran a su lengua porque, por lo visto, decir "agua fresca" es demasiado difícil. Muchos *tiktokers* blancos usaron la aplicación para hablar de sus recién descubiertas "aguas de spa" y sus sabores, sin hablar de sus orígenes ni utilizar el nombre apropiado. Cuando se les llamaba la atención, decían cosas como "¡no es tan grave, es solo agua con sabor!", pero es grave porque nuestros alimentos se "descubren" y se gentrifican a diario, (es decir, son apropiados, modificados y comercializados por personas ajenas a nuestra cultura para venderlos como algo *gourmet* o "saludable"). Al mismo tiempo, nos dicen que son malos para nosotros hasta que nos salvan haciéndolos "más sanos". Lo diré ahora y lo diré un millón de veces: nuestros alimentos son sanos. Siempre lo han sido y siempre lo serán.

Lácteos

En el gráfico del plato, los lácteos están a su lado, lo que indica que las personas estadounidenses crecieron bebiendo un vaso de leche con la cena, cosa que todos sabemos que no fue así. Pero estoy divagando. Es importante no descartar los lácteos inmediatamente porque nuestras culturas no los beban directamente del vaso. Aún pueden proporcionarnos una nutrición buena y completa SI decides tomarlos.

Los lácteos contienen las tres macros y eso me encanta. Adoro los lácteos porque son capaces de brindarme mucho en tan solo ocho onzas. Son versátiles y a mi barriguita le encantan. El consumo de lácteos varía dependiendo de valores éticos, intolerancias y motivos personales.

No es necesario que te gusten ni que los bebas. Incluso, es posible que tengas intolerancia a los lácteos o a la lactosa (esto es cuando tienes problemas para digerir la lactosa, el azúcar que se encuentra en la leche y los productos lácteos), lo que ocasiona que te resulte problemático. Ahora bien, el asunto es el siguiente: la prevalencia de la intolerancia a la lactosa varía en todo el mundo, dependiendo de las regiones y poblaciones de las que hablemos.

La intolerancia a la lactosa tiende a ser más común en comunidades con una historia de consumo limitado de lácteos, como muchos grupos africanos, asiáticos y nativos americanos. Entre estas personas, la enzima llamada lactasa, que ayuda a descomponer la lactosa, tiende a disminuir de forma natural tras el destete. Esto significa que la digestión de la lactosa se vuelve más difícil, lo que provoca síntomas como hinchazón, gases, diarrea y malestar estomacal después de comer lácteos.

Pero aquí es donde la cosa se pone interesante. Las poblaciones de lugares como Europa y Norteamérica, donde los lácteos han sido una parte importante de la escena culinaria durante siglos, han evolucionado para digerir mejor la lactosa. Tienen algo que se llama persistencia de la lactasa, en la que la producción de esta enzima, se mantiene hasta la edad adulta. Esta adaptación genética les facilita digerir la lactosa y disfrutar de los productos lácteos sin los mismos problemas de la panza.

A nivel mundial, se estima que alrededor del 65 % al 70 % de las personas tienen algún grado de intolerancia

Respeto por la cultura | 147

a la lactosa, por suerte yo no soy una de ellas. Y para que conste, cuanto menos lácteos comes, menos lactasa produces, algo así como que o la usas o la pierdes. Ahora, concentrémonos en las distintas regiones. Asia Oriental se lleva el premio, con una prevalencia de intolerancia a la lactosa que oscila entre el 70 % y el 100 %. Así es, amigos míos, la intolerancia a la lactosa es bastante común por esos lares.

En las poblaciones africanas, nativas americanas y asiáticas en general, la intolerancia a la lactosa también tiene una fuerte presencia, afectando aproximadamente al 50 % al 80 % de las personas, quienes tienen más probabilidades de sentir los efectos de la intolerancia a la lactosa. Por otro lado, las poblaciones de ascendencia del norte de Europa tienden a tener tasas más bajas de intolerancia a la lactosa, con estimaciones que oscilan entre el 5 % y el 20 %. Parece que tienen un poco más de tolerancia al juego de la lactosa.

Hablemos ahora de por qué Estados Unidos apoya tanto los lácteos. En realidad, es una mezcla de cosas. La ganadería lechera ha sido una parte vital de la agricultura estadounidense durante mucho tiempo. Por eso se establecieron políticas y subvenciones para respaldar la industria láctea. El gobierno proporciona ayuda financiera a los productores lecheros, garantizando un suministro constante de productos lácteos y manteniendo la estabilidad del mercado. Se trata de apoyar a la agricultura local, el desarrollo rural y consideraciones económicas.

¡Epa! Recordemos que las recomendaciones dietéticas deben ser flexibles y considerar las necesidades individuales. Si no te gustan los lácteos, ¡no te preocupes! Hay muchas otras fuentes de nutrientes importantes como el calcio y la vitamina D. Las leches vegetales enriquecidas, los vegetales de hoja verde, los cereales enriquecidos y otros alimentos ricos en calcio pueden lograr el truco.

En resumidas cuentas, conocer la intolerancia a la lactosa y tener en cuenta las distintas necesidades dietéticas, nos ayuda a crear recomendaciones inclusivas y permite a las personas tomar decisiones informadas sobre el consumo de lácteos.

Desmontemos el estereotipo de que los alimentos latinos son "malos"

Ahora, una cosa que diré por siempre y para siempre: solo porque las personas que crearon las recomendaciones nunca han puesto un pie en nuestros países y eligen perpetuar los estereotipos, no significa que nuestros alimentos no sean buenos. Lamentablemente, la verdad es que, aunque Estados Unidos es muy diverso, hacer recomendaciones étnicamente diversas es aparentemente difícil para las personas a cargo. Como comprobarás a medida que leas este capítulo, no es tan complicado ni profundo incorporar alimentos más diversos.

En mi llamada con la gente de MyPlate, me dijeron que les habían encargado hacer de MyPlate un nombre familiar. ¿Sabes cómo lo haría yo? Traería abuelitas de todo el mundo y haría una campaña en la que ellas cocinaran platos tradicionales e invitaría a dietistas de la comunidad. ¡Esta es una parte muy importante para que la gente sea vista!

Los alimentos culturales se tachan de malos porque se blanquea la nutrición. Mi educación me enseñó que la razón por la que mi comunidad estaba enferma era nuestra alimentación, pero no me habló de los sistemas racistas que mantienen a nuestra gente sin acceso a comida y atención sanitaria. Me enseñaron que los alimentos eurocéntricos son intrínsecamente mejores. Por ejemplo, cuando piensas en la col rizada, piensas en una verdura altamente nutritiva, el estándar de oro de las verduras para las chiquillas del *wellness*; pero cuando piensas en la berza, probablemente la consideras una verdura menor y no tan popular. ¿Por qué? Para empezar, uno de estos alimentos se asocia con las élites blancas y el otro, con las comunidades negras. Ambos son prácticamente iguales nutricionalmente. Quiero decir que puedo seguir y seguir hablando de casos como estos. La verdad es que, si dietistas y médicos que tienen la ciencia y el conocimiento de nuestros alimentos no hablan, nada va a cambiar. Porque hay que cambiar las políticas y eso no ocurre si nos callamos.

También creo que este es un buen momento para hablar sobre el sabor, las especias y los condimentos. ¿Recuerdan al doctor Kellogg del capítulo 2? Bueno, él tiene algo más que ver con esto y la "dieta" americana. El doctor Kellogg creía que los alimentos picantes o sabrosos podían conducir a pensamientos y comportamientos pecaminosos. El propósito principal de su dieta blanda era promover un estilo de vida saludable y frenar lo que él consideraba deseos malsanos. Y si pensamos en cómo se asocia la comida "sana" con un mínimo de condimentos y sabores, nos damos cuenta de que es de allí de donde procede.

Cuando nuestros alimentos son demonizados por ser "demasiado", recuerde que esto fue un intento de las élites blancas para diferenciarse de nosotros. Y esto no fue solo

150 | LA ANTIDIETA PARA LATINAS

idea de Kellogg. Cuando el sur global fue colonizado, los europeos tuvieron acceso al sabor y mucho. Sé que nos podemos preguntar: si tenían acceso a tanto sabor, ¿por qué su comida es tan sosa? Me queda claro que es un chiste recurrente, pero hay un motivo para eso. Una vez que la monarquía y las élites se dieron cuenta de que las clases bajas tenían acceso a tantas especias, no quisieron saber nada de ellas porque tenían que ser "diferentes" y "mejores", más "refinadas" y fue así como crearon la idea de menos: menos especias, más limpio, más natural, más simple. Eligieron tener menos sabor para no ser como nosotros. Y en el proceso, cuando sus gurús del bienestar quieren ser mejores, diferentes, más sanos que nosotros, vuelven a estas ideologías para separarse a sí mismos y a sus seguidores de la plebe.

La cocina de América Latina es amplia y deliciosa. Desde el marisco hasta la repostería, las recetas tradicionales están llenas de sabor, recuerdos y energía. Como hay tantos conceptos erróneos en torno a estos platos, hablemos de otros ingredientes comunes en nuestra cocina y de su contenido nutritivo.

Maíz

Despejemos la confusión en torno al maíz. ¿Es un cereal, una verdura o una fruta? Técnicamente, el maíz es un cereal integral y los cereales integrales se consideran frutas porque contienen las semillas de una planta. Lo importante es recordar es que el maíz —especialmente cuando hablamos del que se hacen nuestras tortillas y masas—

está repleto de nutrientes. Los pueblos indígenas de Mesoamérica lo sabían. Tenían un proceso brillante llamado nixtamalización, en el que remojaban los granos de maíz en una solución alcalina aumentando la disponibilidad de nutrientes esenciales como la niacina y el calcio. La falta de niacina, también conocida como vitamina B3, provoca pelagra, una enfermedad sistémica que puede causar la muerte si no es tratada.

El maíz es también una de las legendarias "tres hermanas", junto con los frijoles y la calabaza. En la agricultura indígena latinoamericana, estas tres eran el "equipo designado" por excelencia. Se plantaban juntas porque se ayudaban mutuamente: los frijoles enriquecían el suelo con nitrógeno, el maíz proporcionaba el enrejado natural para que los frijoles treparan y la calabaza conservaba el suelo húmedo. Esto era sostenibilidad antes de que la sostenibilidad existiera. Cuando los colonizadores llevaron el maíz al mundo entero, dejando atrás el crucial conocimiento sobre la nixtamalización, esto causó problemas de salud, como la pelagra, en las nuevas tierras. Así que, la próxima vez que muerdas una mazorca de maíz o te comas una masa buena como el carajo, recuerda que no solo estás comiendo un bocado delicioso, sino que estás conectando con siglos de sabiduría indígena. No se trata solo de contar los nutrientes, sino de respetar el contexto cultural e histórico de los alimentos.

Frijoles

Yo llamo habichuelas a los frijoles y sé que otras personas los llaman judías o alubias. Una taza de frijoles está CARGADA de nutrición, te va a dar 15 gramos de proteína, 15 gramos de fibra, 20 % de tus necesidades de hierro, calcio, magnesio y potasio. Es asequible, es nutritivo y cuando lo combinas con arroz, creas una comida nutritiva y barata que nutre tu cuerpo y tu alma.

¿Te has puesto a pensar por qué la narrativa sobre el arroz y los frijoles está tan sesgada? Por un lado, cuando una persona que es vegetariana o vegana elige arroz blanco y frijoles, este plato se considera nutricionalmente estupendo para ella porque le proporciona todos los aminoácidos esenciales. Por otro lado, el médico colombiano de mi madre le dijo que el plato tradicional de arroz con habichuela, que yo crecí comiendo a diario, era demasiado rico en carbohidratos. Le señaló, además, que tenía que elegir uno u otro, es decir, que el arroz y los frijoles nunca van juntos. Esto se debe a que nos han condicionado a pensar que un determinado tipo de comida es mejor y más saludable para ti, incluso si la persona que te ofrece el consejo es también de otra cultura no blanca. Los alimentos etiquetados como veganos o vegetarianos son considerados más saludables por el mundo del bienestar. Dependiendo de quién entre en la consulta del médico, la recomendación cambiará. Es el mismo plato, solo que se valora más a una persona o una forma de comer.

Vamos a sumergirnos en la fascinante historia de los frijoles, uno de los malvados más antiguos de la humanidad en el mundo vegetal. Saben que me encanta hablar de la historia de la comida y los frijoles tienen una historia épica que merece ser mencionada. Los frijoles son un tercio del legendario trío de las "tres hermanas", pero aquí viene la colonización.

Cuando los colonizadores desembarcaron en América, se apresuraron a coger maíz y frijoles, y llevárselos a casa. Al igual que pasó con el maíz, fallaron en darse cuenta de todo el panorama y no los plantaron juntos. Se llevaron los cultivos, pero dejaron atrás la sabiduría que hizo de las "tres hermanas" una poderosa fuente de nutrición. Estos cultivos no eran solo alimentos; eran un símbolo de comunidad y coexistencia. En la actualidad, los frijoles son superestrellas mundiales. Cargados de proteínas y nutrientes, protagonizan platos de todo el mundo. Así que, la próxima vez que disfrutes de un delicioso plato de arroz con frijoles, recuerda que no solo estás comiendo, sino que estás conectando con un rico tapiz de historia y cultura.

Calabaza (*squash*)

La calabaza es el miembro menos publicitado, pero crucial, de las "tres hermanas". Es la columna vertebral de la agricultura indígena en América. La calabaza no está ahí solo para llenar espacio; es una poderosa fuente de nutrientes y una genialidad para conservar la humedad en el campo. Sus anchas hojas actúan como un mantillo natural que mantiene el suelo húmedo y no olvidemos su increíble perfil nutricional repleto de vitaminas A y C, fibra y potasio.

La calabaza existe desde hace miles de años, cultivada primero por los pueblos indígenas antes de dar la vuelta al mundo. Cada cultura que adoptó la calabaza le dio su propio toque culinario, pero los beneficios fundamentales siguen siendo los mismos: es versátil, nutritiva y combina bien con otras cosas. La calabaza complementa las proteínas de los frijoles y las bondades de cereal integral del maíz, haciendo que las comidas no solo sean equilibradas, sino también culturalmente ricas.

Plátanos

Crecí comiendo mucho plátano (después de todo soy dominicana) y, a medida que fui creciendo, aprendí que en otros países también los comían y que tenían nombres diferentes para los platos que me encantan. Existen nombres diferentes para platos que son muy parecidos, como mangú y mofongo. Plátanos maduros y verdes. Todas y todos los comemos, nos encantan y pueden ser muy versátiles. Los plátanos son nutritivos, los compararía con la papa. Pueden adoptar muchas formas y tienen una nutrición similar. Son ricos en fibra, vitamina A y C, B6, magnesio y potasio.

Cebollas y pimientos (sofrito y salsas)

Por si necesitas que te lo diga un dietista: ¡las cebollas y los pimientos también cuentan como vegetales! Existe una narrativa persuasiva de que, a menos que sea un trozo de col rizada o brócoli, no cuenta. La cultura de la dieta

Respeto por la cultura | 155

y el bienestar tiene una forma curiosa de elevar ciertos alimentos que consideran "súper", y de demonizar otros. La verdad es que todas las verduras te aportan fibra, vitaminas y minerales y, si somos honestas, no hay razón alguna para que una mamá bloguera sea alabada por agregar puré de brócoli a los macarrones con queso, mientras nuestras mamis no reciben ningún crédito por añadir su sofrito a nuestras comidas. Y, SÍ, esas cebollas, pimientos y hierbas cuentan. No desaparecen. Tal vez no representan TODA la cantidad recomendada para el día, pero suman. De nuevo —y siento sonar como una cantaleta que no termina—, el objetivo es conseguir variedad y distribuirla a lo largo del día.

También tenemos que recordar que en nuestros países llamamos a las cosas de manera diferente, así que, cuando era pequeña, sabía que comía molondrones (quimbombó) o berenjenas, pero no fue hasta que me hice dietista que me di cuenta de que estos eran *okra* y *eggplant*. Muchos alimentos que mi madre cocinaba y que yo creía que eran malos por la retórica que escuchaba de otras personas, resultaron ser nutritivos como el demonio. Lo que intento decir es que, si MyPlate realmente quisiera hacer un cambio, si el USDA estuviera realmente interesado en hacer recomendaciones que sean diversas y humildes hacia lo cultural, contratarían a dietistas de la comunidad que pudieran tomar esta información y darle la vuelta para que así nuestra gente se sienta vista.

Identifica la imposición de recomendaciones dietéticas eurocéntricas

La dieta mediterránea hace referencia a los hábitos alimentarios tradicionales de los países ribereños del mar Mediterráneo. Celebrada a menudo por sus posibles beneficios para la salud, es objeto de debate frecuente en los círculos de bienestar y entre los profesionales de la salud. Peo se pueden negar los méritos nutricionales de la dieta mediterránea, es esencial considerar el contexto más amplio en el que se promueve. Muchas veces, esta "dieta" se defiende hasta el punto de dejar de lado o, incluso, desestimar la importancia de alimentos no europeos, que pueden ser igual de nutritivos y culturalmente valiosos. Toma la quinoa como ejemplo.

La quinoa es originaria de la región andina. Tiene numerosos beneficios para la salud y ha sido un alimento básico en la dieta sudamericana por milenios. Sin embargo, no ha obtenido reconocimiento mundial hasta las últimas décadas, mientras que los alimentos de las dietas eurocéntricas han sido ampliamente celebrados durante mucho más tiempo. Si volvemos la vista atrás, hacia principios de la década de 2000, hay algunas cosas que nos vienen a la mente: el auge de la moda de comer sin gluten, la ONU bautizando el año 2013 como Año Internacional de la Quinoa y los restaurantes subiéndose al carro e incluyéndola cada vez más en sus menús. Ahora bien, sé que ustedes han oído hablar de la dieta mediterránea y de sus beneficios que es. No hay nada malo en seguir sus recomendaciones. Sin embargo, el problema surge cuando los alimentos culturales, especialmente de países no blancos, se pasan por alto o se menosprecian en comparación. Este patrón es un claro ejemplo de cómo los alimentos no eurocéntricos se perciben como inferiores y los europeos se consideran el patrón oro. Este sesgo eurocéntrico no sólo afecta a nuestra percepción de lo que es "bueno" o "malo" , sino que también puede llevar a borrar diversas tradiciones e historias culinarias.

La dieta mediterránea se ha ganado una gran reputación por sus beneficios para la salud y sus sabrosos alimentos. Se basa en alimentos integrales, ingredientes vegetales, grasas saludables y cantidades moderadas de productos animales. Suena bien, ¿verdad? Bueno, aquí es donde las cosas se complican un poco.

Personas críticas como yo, argumentamos que la forma en que a menudo se promueve y elogia la dieta mediterránea puede perpetuar inadvertidamente ideales eurocéntricos y excluir otras prácticas dietéticas culturales, como gran parte de lo que me enseñaron en la escuela. Es importante reconocer que la dieta mediterránea surgió de las tradiciones de los países europeos ribereños del mar Mediterráneo, pero deja fuera a los países africanos y de Oriente Medio que también bordean el mar y utilizan muchos de los mismos ingredientes u otros diferentes, con el mismo valor nutritivo. Si bien es cierto que estos países tienen sus propios platos únicos y sabrosos, resulta problemático cuando la dieta mediterránea se celebra como el patrón de oro, mientras que otras tradiciones dietéticas igualmente nutritivas y diversas, se pasan por alto o se etiquetan como "menos que".

Por ejemplo, el *hummus* suele ser aclamado como el aperitivo perfecto porque está hecho con garbanzos y aceite de oliva, pero los frijoles refritos con manteca de cerdo se ven negativamente. En realidad, ambos son acompañamientos a base de legumbres que contienen grasas. Aunque la gente suele pensar que la manteca de cerdo es mala para la salud, su origen proviene de prácticas culturales y la sostenibilidad de aprovechar el animal entero.

Al igual que el *shawarma*, el pollo al pastor se adoba y se cocina en un asador giratorio, pero el *shawarma* de pollo suele tener más fama que el pollo al pastor, aunque básicamente son lo mismo con distintas especias.

Y aunque la dieta mediterránea presume de incluir muchas frutas y vegetales frescos, constantemente olvidamos que las salsas y los adobos también son vegetales. Por no hablar de toda la fruta fresca que suelen vender los vendedores ambulantes. Ninguna cocina es mejor que la otra, simplemente preparamos muchos de los mismos alimentos de formas diferentes.

Este sesgo eurocéntrico puede llevar a marginar las culturas no europeas y sus alimentos. No toma en cuenta la riqueza de las tradiciones alimentarias africanas, del Medio Oriente y de otros países no europeos que tienen sus propios y valiosos beneficios para la salud. Al poner la dieta mediterránea en un pedestal, corremos el riesgo de ignorar la diversidad de alimentos e ingredientes que existen más allá de sus límites.

Así pues, es hora de reconocer el racismo que acecha encubierto en la promoción de la dieta mediterránea. Cambiemos nuestro enfoque para abrazar y respetar la increíble diversidad de tradiciones alimentarias y dejar espacio para la inclusión de todas las culturas y sus respectivos patrones de alimentación saludable. Es un viaje hacia la construcción de una narrativa alimentaria equitativa e inclusiva, que celebre verdaderamente la riqueza de nuestras tradiciones. Porque todos nuestros alimentos son buenos, no solo los de una región en particular.

Arroz blanco frente al arroz integral

A menudo pienso en cómo el arroz "integral" es lo que más se recomienda en la dieta mediterránea ¿correcto? Todo integral. Lo cual, sí, ¡estamos de acuerdo! Ya has leído más arriba por qué los cereales integrales son tan importantes, pero, ¿por qué promueven específicamente el arroz integral?

Sinceramente, cuando me convertí en dietista e inicié mis cuentas en las redes sociales, no esperaba que mi postura sobre el arroz blanco fuera tan controvertida. Pero aquí estamos, en un mundo de bienestar que odia el arroz blanco y constantemente trata de empujar el arroz integral a nuestras gargantas en nombre de la salud. Déjame hacerte una pregunta: ¿conoces algún plato del Mediterráneo o de cualquier parte del mundo que, sin ser saludable, utilice arroz integral? La respuesta es probablemente no. Tenemos platos mixtos, tenemos arroz rojo, arroz salvaje, todo tipo de arroces, pero el arroz integral, en sí mismo, es algo americano. Sí, queremos esos granos enteros, pero ¿adivinen qué? Podemos obtenerlos de muchas otras maneras. El arroz integral no es el único grano entero y, francamente es el menos sabroso. Debemos dejar de borrar platos culturales en nombre de la "salud" porque podemos añadir fibra y nutrientes de muchas otras maneras.

160 | LA ANTIDIETA PARA LATINAS

Otro dato curioso que mucha gente desconoce es que el arroz blanco empieza siendo arroz integral. Le quitamos el salvado (la cáscara marrón) porque lo hace más digerible y sabroso, aunque en este proceso perdemos algunos nutrientes, concretamente un gramo de fibra. Ese procesamiento, que es normal, convierte el arroz blanco en un alimento procesado o refinado, lo que no significa que no sea saludable, sino que hemos cambiado la estructura original por otra. Cuando quitamos el salvado y perdemos esa fibra y algunos micronutrientes, les aseguro que no es el fin del mundo. Podemos volver a añadirlo por partida doble en forma de legumbres, vegetales y proteína. La gente rara vez come arroz solo, pero si tú lo haces, también está bien.

Antiguamente, el arroz integral era considerado un alimento de campesinos, porque solo los ricos podían permitirse el arroz blanco, que requería mucho trabajo para su procesamiento. Con el tiempo y la modernización, se convirtió en el arroz que la mayoría comemos y por eso lo utilizamos en nuestras recetas. Sin embargo, a principios del siglo XX, el mundo de la nutrición y el bienestar empezó a centrarse en la minúscula diferencia entre el arroz blanco y el integral, básicamente bajo el prisma de "comer cereales integrales". El arroz integral pasó de ser "comida de campesinos" a ser "la chica de moda".

Qué divertido es ver la facilidad con que cambian las tendencias, ¿no?

Ahora, volvamos a Eva. Ella encarna todo lo que me importa cuando hablo de nutrición. Se sumergió a fondo en el conocimiento de nuestros alimentos tradicionales, aprendió sobre su tesoro nutricional a través de mi

Respeto por la cultura | 161

biblioteca de nutrición,[viii] y preparó comidas sabrosas y libres de culpa. Mantuvo sus tradiciones y observó algunos cambios sorprendentes. No solo para ella, sino que fue capaz de educar a toda su familia con estos conocimientos.

El viaje de Eva no consistía solo en recuperar la salud. Se trataba de entrelazar salud, familia y una gran dosis de cultura, asegurándose de que todo continuara siendo auténtico y no se perdiera en la traducción. Aprendió a encontrar la salud, a controlar sus niveles de azúcar en sangre y a seguir disfrutando de toda su comida puertorriqueña.

[viii] Un ¡hurra! a mi membresía de la Biblioteca de Nutrición Latina, que existe para que mis clientes abracen su cultura y nutrición. ☺ (N. del A.)]

RESUMIENDO: Tú importas, tus papilas gustativas importan, tus tradiciones importan. Tus alimentos culturales están cargados de macronutrientes equilibrados, micronutrientes y fibras que nutren tu cuerpo. Porque si los borramos, también desaparecen todas las comidas increíbles que nuestros antepasados crearon a partir de la tierra que tenían. A pesar de todas las dificultades, elaboraron comidas que nos alimentaron y nos aportaron toda la nutrición que necesitábamos. Y eso es endemoniadamente estupendo.

Práctica chula:

Piensa en un ingrediente que pertenezca a tu cultura y que hace tiempo no usas al cocinar. ¡Busca una receta o pregunta a tus parientes por la suya y prepara ese plato para ti!

SEGUNDA PARTE
El método CHULA

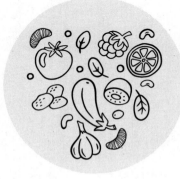

5

CONFRONTA TUS PENSAMIENTOS NEGATIVOS

Cuando comencé a vender mis servicios, me concentré, principalmente, en la alimentación intuitiva (IE, por sus siglas en inglés) y la salud en cada talla (*Health at Every Size*), que todavía aplico, pero quería añadir algo de "sazón" a las cosas. Si nosotras como latinas, latines, latinx vamos a ser parte de un movimiento, necesitamos sentirnos vistas y representadas por el movimiento. Y nuestra cultura tiene que formar parte de él. Estamos muy orgullosas de nuestras tradiciones y eso tiene que ser uno de los motivos por los que hacemos esto. La salud es importante, pero no tendríamos que invisibilizarnos en el proceso.

Por eso tomé lo que enseño todos los días y creé el método CHULA. Es mi manera de añadir sazón al movimiento de la nutrición, pero también, de ayudarte a sanar tu relación con la comida y tu cuerpo. Un día, estaba en una llamada individual con una chula (¡que resultó ser comercializadora y maldita productora del Super Bowl!) y me dijo: "¿Por qué no creas un método? Quiero decir, que lo que me estás enseñando es muy valioso y necesitas ponerle un nombre". Realmente nunca había pensado en ello, pero después de nuestra llamada, todo encajó para mí: CHULA.

166 | LA ANTIDIETA PARA LATINAS

Confronta tus pensamientos negativos
Honra tu cuerpo y tu salud
Ubica tus necesidades
Llénate según tu hambre
Acepta tus emociones

En esta segunda parte del libro, desglosaremos mi método CHULA para ayudarte a encontrar la verdadera salud y curación.

Empecemos por confrontar esos pensamientos negativos. Como mujer, ¡están EN TODAS PARTES! Tenemos pensamientos negativos sobre nuestro cuerpo, lo que comemos, lo productivas que somos, incluso lo buenas que somos como madres. TODO parece ser negativo. Y funcionar en negativo no es para mí y tampoco debería serlo para ti. Sin embargo, me gustaría aclarar que no estoy hablando de positividad tóxica porque no creo que simplemente lograremos la felicidad pensando positivamente. Sí creo que, cuando se trata de la comida y nuestro cuerpo, cuando logramos pensar en lo que podemos añadir desde una actitud positiva, nos ayuda a sentirnos mejor.

Historia de Chula: ¡Dalina!

Cuando iba a Penn State para licenciarme en Ciencias de la Nutrición, yo era la ÚNICA latina. Recuerdo a una chica negra y a algunas asiáticas. Éramos lo atípico. Mi último año fue 2009-2010. ¡Estábamos en el PICO de la campaña *Let's Move!* [¡A movernos!] de Michelle Obama. La lucha contra la obesidad era fuerte y como futuras dietistas estábamos "en ello". Salvaríamos a todo el mundo, al menos eso era lo que yo creía. De nuevo, no hay nada de malo en las ideas de esa campaña: escuelas sanas, más actividad física, familias sanas, acceso a alimentos sanos y asequibles, asociaciones público-privadas y atención infantil... todo eso son cosas estupendas por las que luchar. El problema de esta y de muchas otras campañas es que la gente de a pie, quienes realmente las necesitan, no se benefician de ellas. Estas ideas son demasiado amplias para solucionar verdaderamente los problemas sistémicos y, por desgracia, la cultura de la dieta acaba llevando esos comportamientos saludables al extremo.

En mis clases, todo lo que aprendíamos era cómo "arreglar" mi comunidad, cómo "arreglar" la comida, cómo "arreglar" su salud y cómo hacerla mejor, básicamente borrando cualquier atisbo de cultura que tuvieran. Me inundaron con estos pensamientos negativos en torno a mi comunidad, basados en lo que las demás personas decían. En cada curso me enseñaron a decirle a la gente que se parecía a mí, que cambiara el arroz blanco por el integral porque era "mejor". Me enseñaron que los alimentos latinos son más altos en grasa, la mayoría fritos y que, por tanto, había que evitarlos. Luché con lo que estaba aprendiendo porque mis lecciones me decían que la comida de mi mami era mala. Me decían que la comunidad en la que crecí era mala, que los alimentos procesados y fritos eran el problema. Ni una sola vez mencionaron la exclusión social de la línea roja —práctica de segregación económica y racial que impactó negativamente a muchas comunidades BIPOC en EE. UU—, ni cómo la Ley de Ayudas Federales (*Federal-Aid Act*) de 1956 desplazó

168 | LA ANTIDIETA PARA LATINAS

desproporcionadamente y destruyó a las comunidades BI-POC, dejándolas arrinconadas en sectores de las ciudades que son verdaderos pantanos alimentarios; zonas donde la comida rápida y las tiendas de la esquina son cuatro veces más fáciles de conseguir que las frutas y los vegetales frescos. Como crecí en Filadelfia, había caminado esas calles. Sabía que las personas no tenían ese acceso y sabía que algo tenía que cambiar, pero no tenía palabras suficientes para expresarlo.

En ese entonces, no podía entender que el hecho de que mis alimentos no fueran estudiados o expuestos, no significaba que fueran malos. En algún lugar de mi mente podía escuchar la voz de mi abuela y su amor por nuestros alimentos, pero en ese momento, en 2010, realmente pensé que era la comida lo que estaba enfermando a mi comunidad y que iba a ser yo quien la salvaría.

Cuando me preguntan sobre nutrición en los medios de comunicación o incluso cuando intentaba lograr el acuerdo para un libro, siempre me preguntaban: ¿Por qué cree que las mujeres latinas necesitan esta información? ¿Qué tiene de diferente a lo que ya existe? Mi respuesta es siempre la misma: porque, hasta donde sé, a la fecha no hay nada que hable de nuestra comida y nuestra comunidad de una manera positiva.

Todos y cada uno de los artículos, trabajos de investigación, recortes de prensa, publicaciones de Instagram, etc. que leo, hablan siempre mal de nuestros alimentos. Puedes entrar a TikTok para ver lo frecuente que es. Uno de mis videos más virales es donde hablo en contra de una cardióloga mexicana que dijo a sus seguidores, que comer frijoles refritos y tortillas (entre otros alimentos básicos de

Confronta tus pensamientos negativos | 169

la dieta mexicana) era la razón por la que hay tasas más altas de enfermedades del corazón. Los medios de comunicación nos dicen siempre, de todas las formas posibles, que vamos a morir debido a la forma en que comemos. Seguramente profundizaremos en todas las estadísticas y enfermedades crónicas reales en el capítulo 6, pero en este, mientras comenzamos nuestro viaje hacia la auténtica salud, necesito que aprendas a tener compasión, a desafiar los pensamientos negativos en torno a nuestros cuerpos y entonces podremos concentrarnos en la nutrición real, cuando no estemos enfocados en encajar en un molde que nunca fue diseñado para nosotras.

Cuestionar la imagen corporal en nuestras comunidades latinas

Vivimos en un mundo que valora la delgadez, que valora un determinado aspecto. Valora cierto tipo de pelo, cierto color de ojos y ciertos rasgos. Sabemos que ser "bellas" según los estándares sociales, es generalmente seguro. Por supuesto, la misoginia sigue ahí y nadie puede eludirla, pero existe cierta seguridad y consuelo en saber lo que nos ofrece tener un aspecto determinado. Ser guapa y delgada puede ayudarte a que te escabullas sin comentarios. Lo sé, yo era la delgada y, a menudo, la guapa. Nunca recibí comentarios sobre mi cuerpo o mi peso (mi cabello es otra historia). La verdad es que desafiar los pensamientos negativos sobre tu cuerpo es difícil y nunca lo minimizaré. Jamás te diré que querer perder peso, cambiar tu cuerpo o desear ser aceptada está mal. Porque lo cierto es

170 | LA ANTIDIETA PARA LATINAS

que es más fácil vivir en sociedad cuando encajas en un cierto "tipo".

Sin embargo, lo que sí espero hacer, es señalar algunos de los principales problemas que veo en nuestras comunidades que impulsan ese ideal. Luego tú y solo tú, puedes decidir qué hacer con esta información. Puedes decidir abrazar tu cuerpo, el que tienes ahora y concentrarte en comportamientos más saludables, o puedes volver a él más adelante, cuando sientas que estás en una mejor posición. Lo que elijas es decisión tuya.

Si eres un *millennial* como yo, me gustaría escenificar cómo pudieron haber sido nuestros años de adolescencia y por qué nos sentimos así acerca de nuestros cuerpos.

Es el año 2004, probablemente estás en la secundaria y RBD está sonando en tu casa todos los días después de clases. Déjame que te hable de Anahí, también conocida como Mia Colucci, personaje de telenovela y estrella de REBELDE, quien nos generó un fuerte impacto como espectadoras y en cómo nos veíamos a nosotras mismas en nuestras comunidades. Recientemente, con el reencuentro de RBD, Anahí ha hablado abiertamente de la presión a la que se vio sometida para lograr un aspecto determinado y de cómo esto la llevó a desarrollar un desorden alimenticio. Ha concedido varias entrevistas honestas hablando sobre la manera en que fue acosada en directo por presentadores superfamosos y cómo esto la afectó emocionalmente. La perjudicó a ella, pero también a nosotras.

La presionaban para que fuera delgada, tuviera el cabello rubio, usara el inglés para parecer *cool* y hablara como una chica estereotipada del valle. Todas queríamos ser como ella, no como las chicas de pelo castaño. Esto

Confronta tus pensamientos negativos | 171

puede plantar las semillas de pensamientos negativos sobre nuestro cuerpo. Nos condicionaron a querer un vientre plano para los vaqueros descaderados, un trasero "ni demasiado grande ni demasiado pequeño" para que encajara bien en la ropa, unas tetas "ni demasiado grandes ni demasiado pequeñas" para las camisas de botones. Básicamente, un estándar imposible de alcanzar o, si podías, tenías que quedarte así y mantenerlo.

Y antes de hablar de desafiar los pensamientos en torno a la imagen corporal, tenemos que aclarar algunos hechos sobre la comunidad latine y sus creencias antinegras. Si el hecho de que yo diga estas palabras te molesta, te enfada, te dan ganas de enviarme un correo electrónico o un mensaje de texto para decirme lo equivocada que estoy y cómo demonios puedo sentarme aquí y decir que nuestra comunidad es racista, entonces voy a necesitar que respires hondo, anotes esos sentimientos en un diario y hagas una simple búsqueda en Google. Internet es gratis y puedes obtener las lecciones de Historia allí, o mejor aún, invertir en buscar personas educadoras negras que están haciendo bien ese trabajo.

Si has escuchado la expresión "mejorar la raza", entonces no puedes negar la antinegrura en nuestra comunidad, con sus raíces en la colonia. La colonización condujo al ideal europeo que muchos de nuestros países latinoamericanos idolatran, porque hubo un tiempo en que casarse con alguien de piel más clara para ascender en el sistema de castas, era el principal objetivo de dictadores y comunidades en cada maldito país. Por eso, la adoración por los rasgos europeos fomenta la cultura de las dietas y los desórdenes alimenticios en nuestra comunidad.

172 | LA ANTIDIETA PARA LATINAS

Algo que tiene un impacto igual de grande en la percepción que tenemos de nosotras mismas y que procede directamente de la comunidad latine son las telenovelas. Cuando era pequeña, siempre, después del colegio, veía las novelas en el salón mientras mi mamá preparaba la cena, cuando se suponía que tenía que hacer los deberes. Tengo recuerdos vívidos de ver *Agujetas de color de rosa*, en parte, porque no podía apartar la vista del drama que se desarrollaba en la pantalla y, en parte, porque en aquella época, era patinadora sobre hielo (lo que no duró mucho).

Las novelas ocupan un lugar especial en mi corazón, pero también reconozco que han perjudicado mucho el cómo nos vemos a nosotras mismas y a nuestros cuerpos a través de la subrepresentación, la diversidad selectiva, el colorismo, la autopercepción y los estereotipos.

Las actrices indígenas y negras están históricamente subrepresentadas en los papeles principales de las novelas. Intenté pensar en una novela, solo una, que recordara de mi infancia, en la que una protagonista fuera negra o indígena y no encontré NINGUNA. Busqué en Google y, lo adivinaste, NINGUNA. Sin embargo, sí encontré un artículo en el *Hispanic Executive*: "Hisplaining: Why Most Mexican Telenovela Stars are Güeros" [¿Por qué la mayoría de los protagonistas de las telenovelas mexicanas son güeros?], donde la autora Laura Martínez explica:

Al crecer en Ciudad de México, viendo telenovelas y expuesta a un bombardeo constante de anuncios de televisión, estaba convencida de que la mayoría de los mexicanos eran rubios, de ojos azules.

Confronta tus pensamientos negativos | 173

Incluso la criada, improbable heroína de muchas telenovelas, tendría el pelo rubio en cascada, la piel clara y ¡unos ojos azules de ensueño! [...] Esta excesiva representación de los blancos en mi país era consecuencia de una dura realidad: México es una sociedad racista, en la que a los mexicanos de piel clara (güeritos) les va mucho mejor en la vida que a los no güeritos. [...] La triste realidad es que el colorismo existe y no se limita a mi país natal.

Y puedo garantizar al 100 % que esto también sucede en la República Dominicana. Hay más diversidad en la televisión local, pero ¿los anuncios? Siempre me causaban confusión. ¿Cómo podían estas rubias vendernos estas cosas? Realmente alucinante, pero no sorprendente. La escasa representación y el colorismo hicieron que muchas de nosotras nos sintiéramos insuficientes. Nunca vi a nadie que se pareciera a mí. Nadie con pelo rizado y, sinceramente, ninguno con mi acento, a menos que estuviera en la República Dominicana viendo un programa local. Los principales medios de comunicación se parecían mucho a Estados Unidos y no me refiero a Ferrera.

Al ver estos programas y anuncios todo el tiempo, nos decían quiénes debíamos ser. Queríamos ser rubias, altas y delgadas porque, seamos sinceras, la diversidad corporal no existía y sigue sin existir. La obsesión cultural por Miss Universo y la perfección, fomenta aún más el colorismo. Además, muchas de las concursantes tienen la piel muy clara, incluso cuando su país de origen está compuesto mayoritariamente por gente morena, lo que refuerza la idea de que la piel clara es más bonita.

174 | LA ANTIDIETA PARA LATINAS

Para las que no encajábamos en el molde, teníamos que intentar conseguir la blancura de otras maneras y eso, a menudo significaba alisarnos el pelo a diario y teñirlo de un tono más claro.

Las pocas veces que aparecíamos representadas en los medios de comunicación, eran estereotipos. Trabajadoras del hogar pobres y sin educación. Nunca aparecíamos en las líneas principales de la historia, a menos que el patrón nos abofeteara.

Tomemos como ejemplo una de las novelas más populares de todos los tiempos: *Yo soy Betty, la fea* o como la conocen muchos estadounidenses, *Ugly Betty*.

Yo soy Betty, la fea era una novela que estoy segura de que todas y todos hemos visto, incluso fuera de la versión colombiana o de la estadounidense: el cuento de un patito feo que se vuelve hermoso y consigue a su príncipe azul, ¡qué final tan feliz! Pero el problema con esta narrativa y con el argumento siempre tan utilizado, es que decimos que las mujeres, la gente común, las personas no binarias, no son dignas hasta que encajan en la idea de belleza de la sociedad. Siempre es "oh, ella es tan inteligente, tan competente, si tan solo fuera bonita podría realmente tener éxito" e, inevitablemente, Betty lo hizo. Se convirtió en una mujer bellísima, consiguió al hombre y a la empresa.

Y nos parece una historia preciosa. ¿Por qué? Estamos enseñando literalmente a las niñas que solo son dignas si se ajustan a los cánones de belleza europeos convencionales. Betty tuvo que adelgazar antes de ser digna. Se alisó el pelo, se quitó las gafas y cambió su forma de hablar, todo

Confronta tus pensamientos negativos | 175

para ser más "profesional"[ix]. Es realmente triste que nuestra obsesión cultural con la blancura y la delgadez haya sido incorporada a nuestra vida cotidiana por los medios de comunicación y nuestras familias.

Recuerdo las noches en vela cuando, de niña, me quedaba a dormir en casa de mi tía y veía a mi prima ordenar todo lo que había en los anuncios. Cosas típicas de los 90. Un fin de semana, compró una faja de yeso que se suponía que te daba la cintura de Thalía, pero, obviamente, todos sabíamos que eso era probablemente imposible porque el rumor era que se había quitado costillas para tener esa figura esbelta (sí, lo sé, ¡qué loca!). Sin embargo, eso no impidió que mi prima la pidiera y estoy bastante segura de que tuvo que devolverla cuando por fin llegó, porque mi tía no iba a aceptarla. Hasta el día de hoy, todavía nos partimos de risa con toda la mierda infomercial que compró.

Y aunque, en general, pienso en estos recuerdos con cariño porque siempre la pasaba bien con mi prima, años después, veo más claramente cómo todos estos momentos de deseo de ser más delgada o de parecerme a cierta estrella de novela impactaron nuestra propia percepción.

La vergüenza y la discriminación de la gordura ni siquiera provienen exclusivamente de la televisión y los medios de comunicación, sino de las familias. Se ha hecho viral un video en el que hice un *stitch* a Eva Longoria, quien, en una entrevista en un podcast, dice que cuando era pequeña la llamaban la prieta fea. Ahora, todos

---

[ix] Guao, podríamos tener una conversación de culo entero sobre la política de respetabilidad, pero solo te pediría que fueras a leer el libro de Chrissy King: *The Body Liberation Project* (Proyecto de liberación del cuerpo). Ella lo explica mejor de lo que yo nunca sería capaz.

176 | LA ANTIDIETA PARA LATINAS

sabemos que apodos como estos son la norma. Ya sea gorda, flaca, fea, linda, prieta, rubia, güera. Todos tienen una connotación física y no suele ser buena. Menospreciamos a nuestras hijas con estos apodos que se convierten en su identidad y, a menudo, es una identidad perjudicial. Les lleva a desear "formar parte", dejar de ser gorda, dejar de ser fea, lo que les provoca problemas de salud mental y estimula hábitos alimentarios desordenados buscando, encajar. De ahí el nombre de la novela *Yo soy Betty, la fea*. Ella fue fea hasta que encajó en los cánones de belleza convencionales y, aunque lo hizo sin dejar de ser ella misma, sabemos que eso no es lo que las mujeres y las niñas aprendieron de la novela.

Después de que mi video se hiciera viral, me di cuenta de que no comprendemos realmente cuánto nos afectan esos momentos de nuestra infancia. En un estudio publicado en 2002 en la revista *Psychosomatic Research* [Análisis psicosomático], muchas chicas latinas declararon haber hecho dieta y recurrido a comportamientos extremos de control de peso. A los veinte años, el 50 % de las chicas decían haber hecho dieta y el 10 % había utilizado métodos como pastillas para adelgazar o vómitos. Sinceramente, no necesito un estudio para decirte que estoy segura de que esas cifras son bajas.

Con frecuencia, podemos atribuir el origen de nuestro desorden alimenticio o de nuestra alimentación desordenada a estos momentos que se nos presentaron en edades en las que aún éramos fácilmente impresionables. Frecuentemente, pienso en las fiestas de quinceañeras o de mayoría de edad y en cómo la cultura de las dietas está impregnada de estas tradiciones. Puedo decirte que la mayoría de las

Confronta tus pensamientos negativos | 177

chulas con las que trabajo empezaron a hacer dieta a raíz de sus quince, porque necesitaban entrar en el vestido. Así que muchas llegaron a tomar pastillas para adelgazar, realizaron dietas extremadamente bajas en calorías e, incluso, cirugías para poder cumplir con las expectativas, todo con la aprobación de sus mamis.

Una vez publiqué sobre los quince en mis historias y muchas de ustedes me enviaron mensajes. Recuerdo vívidamente uno en el que me decían que su madre le había dado pastillas para adelgazar y asegurarse de que no engordara después de que le arreglaran el vestido. Quiero que lo asimilen, que lo absorban. Una madre le compró pastillas a su hija; es decir, para que una niña de catorce años no engordara antes de una fiesta. Sé que sabes que esto no es normal.

Afortunadamente, yo no quería una fiesta de quinceañera, estuve en tantas que, para cuando llegó mi turno, estaba como "demonios, no". Este es un rito de paso para nuestra comunidad y para muchas, es aquí donde comienzan los desórdenes alimenticios porque es la primera vez que tu cuerpo se exhibe para que TODAS las personas lo vean y tiene que ser perfecto. No quiero dar de nuevo una cantaleta interminable, pero ¿qué es perfecto? La delgadez. Ahora, el término "mamá almendra" (*almond mom*) no aplica bien aquí, pero "mami ensalada" podría.

Lo que aprendí, sin lugar a dudas, es que este trauma generacional tiene que terminar. Nuestros hijas e hijos, y las generaciones que vienen detrás, merecen vivir en un mundo en el que no se les juzgue por su apariencia.

Encontrar la neutralidad
Cómo encontrar la neutralidad con tu cuerpo y tu peso

Desafiar las ideas sobre la pérdida de peso es difícil. Siempre comento que, si alguien dice que no tiene ideas sobre cómo cambiar su cuerpo de alguna forma o manera, probablemente esté mintiendo. Vivimos en una sociedad que valora la apariencia, todas queremos ser aceptadas y pensamos en ello. La diferencia es que, hay quienes actúan en consecuencia y otros no. Siempre pregunto a las personas chulas que trabajan conmigo: "¿Cuál es tu intención?". La intención lo es todo. Podemos querer adelgazar, podemos querer cambiar nuestro cuerpo, todas tenemos pensamientos negativos, pero, ¿lo haremos? ¿Tu intención es volver a las dietas y cambiar tu cuerpo? ¿O tu intención es decirlo y dejarlo pasar?

En cualquier caso, tú eliges. Ya hablamos de las dietas yoyo en el capítulo 2, pero quiero hablar aquí de la estabilidad de peso. Siempre digo: quiero que encuentres estabilidad en tu peso. Quiero recordarte por qué el ciclo de pérdida-ganancia de peso, también conocido como efecto yoyo, es tan perjudicial para nuestra salud. En principio, porque tiene un impacto negativo en nuestro metabolismo, afecta nuestra resistencia a la insulina y causa inflamación, todo lo cual nos pone en riesgo de —lo has adivinado— la diabetes y las enfermedades del corazón.

En un estudio publicado en el *Journal of Epidemiology and Community Health*[2], los investigadores encontraron, que al comparar mujeres de peso estable con las que padecían ciclos de pérdida-ganancia de peso, las últimas presentaban peores perfiles lipídicos y mayor resistencia a la insulina. Descubrieron que, incluso las mujeres con peso "normal", pero que habían transcurrido por múltiples periodos de ciclos de pérdida-ganancia de peso, seguían teniendo un HDL (colesterol bueno) más bajo y lípidos elevados.

Esto nos habla de que, incluso si estás "gorda" y tu peso es estable, es más probable que tengas mejores resultados en tus laboratorios, que aquellas con pesos "normales" que han tenido ciclos de pérdida-ganancia de peso constantes. Por eso, me concentro en hallar la estabilidad en el peso que, para mí, es el punto en el que te encuentras, en el que tu peso fluctúa dentro de los parámetros normales. Por ejemplo, para las que todavía menstrúan, los cambios hormonales pueden causar cambios de peso a lo largo del mes, eso es normal. La estabilidad de peso no consiste en grandes fluctuaciones como perder veinte libras y ganar cuarenta cada tres meses. Eso son ciclos de pérdida-ganancia de peso. La estabilidad de peso es poder disfrutar de la vida, comer sin miedo, salir y disfrutar del día a día. Comprender que tus necesidades energéticas varían cada día y que también lo hará tu ingesta de alimentos. Es aprender a conectar y comprender tus necesidades y señales. Es, literalmente, comer, rezar y amar, pero sin la gordofobia acompañante.

Impactos del ciclo de pérdida-ganancia de peso (efecto yoyo)
Inflamación y estrés
Tu capacidad de atracción gravitatoria sobre este planeta no define tu valor o tu salud. Tenemos que hablar de la

180 | LA ANTIDIETA PARA LATINAS

inflamación, de cómo esta aumenta el riesgo de enfermedad y mortalidad debido al efecto yoyo. No, no estoy hablando de la inflamación que las chicas del bienestar están
tratando de ayudarte a solucionar. Estoy hablando de la
inflamación crónica que se produce en el cuerpo debido
al estrés y la liberación de cortisol; sobre la desestabiliza-
ción constante del cuerpo y el metabolismo a través de las
dietas y el efecto yoyo.

Los ciclos de pérdida-ganancia de peso provocan estrés en las células del cuerpo y los órganos. También alte-
ran la microbiota intestinal. Todas esas bacterias buenas
que queremos en nuestro intestino —porque nos ayudan a
digerir los alimentos y a producir hormonas cerebrales—
se trastornan durante los ciclos de pérdida-ganancia de
peso, lo cual lleva a una respuesta inflamatoria. Esto también provoca que el sistema inmunitario perciba la pérdida
rápida de peso como un factor estresante e inicie señales
inflamatorias. El efecto yoyo constante —porque no ocurre solo una vez— conduce a la inflamación crónica. Así
que en un extraño (bueno, en realidad no tan extraño pues
esto es Ciencia) giro de los acontecimientos, las dietas que
las chicas te venden para reducir la inflamación, en realidad están causándola.

Alteraciones hormonales

Y no podemos hablar de inflamación, sin mencionar las
alteraciones hormonales, especialmente en el caso de
las personas que menstrúan. Esto ocurre a partir de varios
mecanismos que tienen que ver con el cuerpo tratando
de mantenerse al día con las continuas fluctuaciones de
peso, rápidas y repetidas. Lo vemos con las hormonas que

Confronta tus pensamientos negativos | 181

regulan el hambre y la saciedad. Esas hormonas son la leptina y la grelina. Cuando empiezas a perder peso rápidamente, los niveles de leptina empiezan a disminuir; esta es la forma que tiene el cuerpo de indicarle al cerebro que coma más. El cuerpo está programado para sobrevivir, por lo que interpreta esta pérdida de peso como una señal de que algo va mal. La grelina sube y esto significa que en tu cuerpo aumenta tu hambre, pidiéndote que comas más. Cuando la cultura de la dieta te dice que depende de la fuerza de voluntad, literalmente ignora el hecho de que tu cuerpo hará cualquier cosa para mantenerte a salvo y asegurar tu supervivencia.

Para muchas personas en la comunidad latine, la diabetes es un gran factor de estrés y se nos dice que tenemos una mayor posibilidad de convertirnos en diabéticas, de lo que hablaré más cuando comentemos los determinantes sociales de la salud. En lo que respecta al efecto yoyo, este perjudica la respuesta a la insulina y causa resistencia. La insulina es la hormona que nos ayuda a regular el azúcar en sangre. La resistencia a la insulina puede deberse al aumento del cortisol, la hormona del estrés. Cuando tu cuerpo está estresado, libera más cortisol y esto causa más inflamación y disfunción metabólica.

Las hormonas reproductivas también se ven afectadas por los ciclos de pérdida-aumento de peso. Este yoyo altera el estrógeno y la progesterona, lo que puede provocar problemas con el ciclo menstrual e, incluso, causar su pérdida completa. Si no estamos comiendo lo suficiente o si nuestro cuerpo no tiene suficiente grasa para producir hormonas, una de las primeras cosas que nuestro cuerpo deja de hacer es producir un ciclo menstrual. ¿Por qué iba a hacer tu cuerpo un trabajo extra? No necesitas menstruar para sobrevivir, así que es una de las formas en que puede reducir el gasto energético. El yoyo también afecta a tu tiroides y puede provocar cambios en las hormonas tiroideas como la T3, disminuyéndola y ralentizando tu metabolismo. Todas estas alteraciones hormonales dificultan que mantengas la pérdida de peso y también causan estragos en tu cuerpo durante el proceso.

La importancia de la sostenibilidad

Mantener un peso estable, comer lo suficiente, comer variado, hacer ejercicio y seguir comportamientos saludables conduce a mejores resultados de salud que son realmente sostenibles. Créeme, sé lo difícil que debe ser leer esto, darte cuenta de que lo que pensabas que era "saludable", en realidad, estaba causando todos los problemas que intentabas prevenir en primera instancia. Esta es la razón por la que la cultura de la dieta es tan insidiosa y por qué afirmo que no debe robarnos comportamientos saludables, ya que puedes trabajar en ellos sin causar este estrés adicional y continuo a tu cuerpo. Sin embargo, para lograrlo es necesario poner, en segundo plano, tu exclusiva meta de perder peso, porque si esa es la única meta que tienes, no mantendrás los hábitos saludables. En el momento en que la pérdida de peso no ocurra, entrarás en una espiral y comenzarás de nuevo con los comportamientos poco saludables. De nuevo, nunca te juzgaré. Siempre dejaré espacio para todos esos sentimientos, pero del mismo modo, siempre te instaré a crear hábitos saludables.

Sé que se preguntarán, pero ¿cómo lo consigo? ¿Cómo puedo llegar al punto en el que no quiera perder peso?

¿Cómo dejo de darle valor al número de la báscula? La respuesta es que no hay respuesta. No existe una meta. Probablemente nunca llegarás a ese punto. La cultura de las dietas está en todas partes y somos seres humanos. Inevitablemente, tendrás esos pensamientos, tendrás días malos, **la cagarás**. Nadie, ni nada, es perfecto. Así que el objetivo es practicar la compasión, saber que siempre tienes la opción de retomar tus hábitos saludables y trabajar en tus comportamientos saludables porque recuerda, el peso no es un comportamiento.

Encontrar neutralidad en las decisiones alimentarias

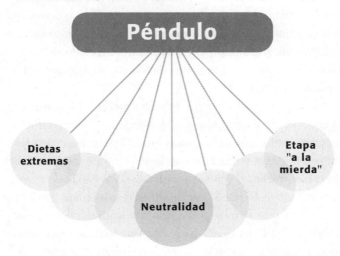

En mi humilde opinión, encontrar la neutralidad es el objetivo. No solo con nuestro cuerpo, sino también con nuestros hábitos alimentarios. Ser capaz de tomar una decisión basada en tu salud, tus papilas gustativas y tus necesidades en todo momento. De eso se trata. A menudo, lo describo como un péndulo: siempre queremos que oscile ligeramente en el centro, no hacia los extremos. En uno de ellos tienes la "dieta extrema" y en el otro, la etapa de, "¡a la mierda!".

Las dietas extremas son básicamente lo que te enseña la cultura de las dietas. Las reglas, la restricción, toda la mierda que no puedes seguir. Normalmente, cuando lo superas, te vas al otro extremo y dices literalmente "AL CARAJO con esto, voy a comer lo que quiera, cuando quiera" (también veo que mucha gente piensa que la alimentación intuitiva aplica una vez que han acabado con las dietas) y entonces sienten tanta vergüenza y culpa porque eso tampoco se siente bien. No hay ninguna intención o conexión con la alimentación detrás de esta mentalidad y, como resultado, nuestra salud puede terminar sufriendo. El objetivo —el tuyo y el mío como dietista— es que aprendas a escuchar a tu cuerpo.

Debes aspirar a lograr esa neutralidad. Ubicarte en la sección media del péndulo. Aprenderás a escuchar a tu cuerpo, confiarás en esa conexión con tus rutinas y tus hábitos y te darás cuenta de que la vida puede tener rachas de estrés, rachas de calma y, aun así, serás capaz de ir con la corriente (esto puede ser difícil para mis chicas Tipo A).

Ahora que hemos aprendido a cuestionar los pensamientos negativos relacionados con nuestro cuerpo, también debemos asegurarnos de que seamos capaces de cuestionar cualquier pensamiento negativo que alberguemos en torno a la comida.

Desafiar pensamientos negativos sobre la comida a través de la nutrición positiva

Hablemos ahora de alimentación y nutrición, mi especialidad. Siempre digo a mis adorables chulas: cada día es una oportunidad para añadir una pizca de bienestar a tu plato. Cada comida es un nuevo comienzo. Olvídate de quitar; vamos a añadir. Eso es lo que yo llamo "nutrición positiva". En un mundo donde hay tanto ruido sobre lo que no hay que comer, estoy aquí para decir: "Nutrámonos". Seguro hay tendencias que se ven geniales en las redes sociales, pero puede que no encajen con mi forma de ver la nutrición.

Internet está lleno de alarmismo alimentario: comer arroz, pan o fruta es, de repente, una sentencia de muerte. Entonces, ¿qué deberíamos comer? Es esencial cuestionar estos pensamientos negativos, sobre todo cuando hablan mal de nuestros platos culturales. Los alimentos que la mayoría come mundialmente —arroz blanco, diferentes proteínas, frutas y vegetales— a menudo se pasan por alto en las directrices nutricionales estadounidenses. Sin embargo, nuestros antepasados prosperaron con estos alimentos y muchos países no americanos muestran mejores resultados de salud. No se trata únicamente de nutrición, sino del estrés inducido por la ansiedad constante por los alimentos y el acceso a ellos. Estresarse todo el día por el gluten, las grasas o los carbohidratos perjudica nuestra salud más que cualquier alimento. Así que pensemos de forma crítica y positiva sobre lo que comemos, honrando nuestras diversas cocinas en lugar de temerlas.

Vamos a desafiar los pensamientos que nos dicen que estos alimentos no son buenos para nosotras, enfocándonos en la nutrición positiva en ellos.

186 | LA ANTIDIETA PARA LATINAS

En primer lugar, reformulemos. Puedes tomar decisiones que te hagan sentir bien con respecto a la comida. Si puedes pensar en la comida, en qué puedes añadir o qué hará que sepa mejor, ¡lo estarás haciendo bien! ¡No la has cagado! La comida siempre nos brinda energía y nutrición, y cada día es diferente. Puede que tengas días más estructurados en cuanto a comidas, mientras que otros sean más de pastar. Para este ejemplo, veamos algunas comidas:

Mañana: Digamos que quieres una dona. Probablemente pienses: ¡por qué querría esto, es pura azúcar y grasa! Pero podemos reformular este pensamiento y AÑADIR fruta para la fibra, huevo para la proteína/grasa/sabor. Al hacer esto, ¡acabas de completar una comida entera! Consigues comer eso de lo que tenías antojo y, a la vez, puedes sentirte bien por la nutrición que le has añadido.

Tarde: Esta es una comida que muchas de mis chulas se saltan o esperan hasta las 2:00 o 3:00 p. m. para comer. Puede que tomes café por la mañana y finalmente comas a las dos de la tarde. Te sientes frustrada por estar tan ocupada que ni siquiera puedes imaginar hacer una pausa para comer. Esto te lleva a tener pensamientos negativos sobre tu forma de comer, especialmente si acabas yendo a la máquina expendedora por una barrita de Snickers o comida rápida de camino a casa.

Aprendamos a estar en sintonía con nuestros horarios y necesidades (más sobre esto en el capítulo 7) estableciendo recordatorios para comer cualquier cosa, aunque sea pequeña. En lugar de pensar que eres una mala persona, reconoce que vives en un mundo que nos sobrecarga de trabajo y nunca tendrás una alimentación perfecta. Estás haciendo lo mejor que puedes con lo que tienes y eso no

Confronta tus pensamientos negativos | 187

debería avergonzarte. En lugar de sentir vergüenza y culpa, céntrate en la compasión.

Lo que sí puedes hacer es recordarte a ti misma que podrías planificarlo con antelación, llevar meriendas, llenar una mininevera de trabajo y encontrar un término medio con el tiempo del que dispones. Yo lo llamo la mentalidad de "algo es mejor que nada".

Cada comida es un nuevo comienzo

Quiero que te concentres en lo que puedes AÑADIR a tu día, no en lo que debes quitar. Siempre puedes optar por añadir color en forma de fruta o verdura.

¿Comiendo arroz blanco? Agreguemos fibra, por ejemplo, con aguacates, frijoles, lentejas, salsa. Comiendo tacos, chula, ¡ya lo tienes todo! Tortillas de maíz (grano integral), proteína. Luego la cebollita, remolacha, las hierbas y las salsas. Hasta puedes agregar fruta con piña y mango. ¿Avena? Añade fruta, añade semillas. No tiene que ser todo o nada, podemos añadir algo bueno a todo lo que comemos sin dejar de ser auténtico.

A continuación, añade sabor. Siempre puedes preguntarte, ¿qué le sentaría bien a este plato? Y no, añadir col rizada al pollo guisado no funcionará. La col rizada no es un ingrediente tradicional y, en mi opinión, no sabe bien en este plato en particular. Si quieres col rizada cómela en un plato al que pertenezca y en el que sepa bien.

¿Pero sabes qué le caería bien a ese pollo guisado? Algo de cebolla, zanahoria, apio, algo de pimiento. Verduras que añaden mucho sabor y nutrición a ese guisado. Piensa en los sofritos y salsas que estamos añadiendo. Puedes añadir textura en forma de pimientos y cebollas crudos, jícama, zanahorias. Si quieres hacerlo crocante, agrega pepitas, nueces y chiles crujientes. Para añadir profundidad y temperatura, prueba con crema fría o dale calor con salsas picantes o chiles crudos. Todo esto nos ayuda a disfrutar de la comida y, cuanto más disfrutemos, mejor digeriremos y más nutrientes obtendremos.

¿Ves la diferencia? ¿Ves cómo encontrar el reencuadre positivo y añadir nutrición, marca un cambio? En lugar de decir: "Carajo, me comí la dona y ahora apesto, el día apesta, lo arruiné, bien podría enviar este día al infierno y comer como una mierda" (sé que muchas de ustedes hacen esto) Porque si tratas cada día y cada comida como un nuevo comienzo, verás que en cada una probablemente añadirás algo y adivina qué: si no lo haces, entonces no lo haces. ¡Vamos por la siguiente! De esta forma creas una vida normal, no una en la que oscilas entre un péndulo de atracones de donas y comer solamente ensaladas. Así es como desafías esos pensamientos negativos en torno a la comida. Una comida y un día a la vez.

Confronta tus pensamientos negativos | 189

RESUMIENDO: Idealmente, lo que queremos hacer cada día es pensar de dónde vienen estos pensamientos, porque si te están causando estrés, chula, no es la movida. Centrémonos en desafiar los pensamientos que nos asaltan y en darnos cuenta de que muchas de las "normas" e "ideologías" no se crearon pensando en gente que se parece a nosotras. Busquemos la neutralidad en nuestra imagen corporal, analizando de dónde proceden estos patrones de pensamiento perjudiciales. Desafiemos los pensamientos de perfeccionismo, colorismo e ideal de delgadez y enfoquémonos en la nutrición positiva de todos los alimentos, especialmente los culturales.

Práctica chula:

Aprende de las increíbles gordas liberacionistas que están haciendo su trabajo. Quiero que pagues por su labor y trabajes con ellas, si te es posible. No esperes que trabajen gratis, su contenido gratuito debería hacerlo por ti. Esta no es una lista extensa, pero es un comienzo.

- Marquisele Mercedes: @fatmarquisele en Instagram
- Gloria Lucas: @nalgonapositivitypride en Instagram
- Sonalee Rashatwar: @thefatsextherapist en Instagram
- Jessamyn Stanley: @mynameisjessamyn en Instagram y TikTok

6

HONRA TU CUERPO Y TU SALUD
Historia de Chula: Gloria

Gloria era una trabajadora de la ciudad de Filadelfia, de cuarenta años, que ganaba doce dólares cincuenta la hora. Era su primer trabajo fijo en años y, por primera vez en su vida, tenía seguro médico, razón por la que acabó en mi consulta. Durante la mayor parte de su vida solo pudo trabajar a tiempo parcial, sin atención médica ni dental. Sus hijos siempre tuvieron seguro médico a través de la asistencia del Estado, pero ella era demasiado orgullosa para solicitar beneficios y la mayor parte de las veces ni siquiera cumplía con los requisitos porque "ganaba demasiado dinero" (deja que esto se asiente en tu mente). Debido a ello, tenía muy mala higiene dental y diabetes. Me pidió cita después de que su médico le dijera que tenía que controlar el azúcar en sangre. Apenas hablaba inglés y nunca había visitado a un dietista. Me dijo que tenía la expectativa de que le dijera que dejara de comer su comida dominicana y que, de ser así, esperaba no volver a verme nunca más.

Durante nuestra primera cita hablamos de sus hábitos alimentarios. Una de mis primeras preguntas fue si sabía masticar. Creo que ningún médico se lo había preguntado nunca y ella levantó la vista con mucha vergüenza. No podía. Años de falta de beneficios dentales y de la glucemia descontrolada habían hecho mella en sus dientes. Me contó que le costaba mucho comer, así que optaba por purés y sopas cuando tenía la oportunidad de cocinar.

Durante esa visita mi único propósito fue ayudarla a conseguir una cita con el dentista. No podíamos enfocarnos en la nutrición si ni siquiera podía masticar para comer.

La asistencia sanitaria en EE. UU. es complicada

En un mundo perfecto, todas las personas tendríamos acceso a lo mismo: la misma comida, la misma asistencia sanitaria, la misma vivienda, la misma educación. Todas seríamos iguales. A menudo, pienso en lo increíble que sería que la comida estuviera al alcance de todas y de todos. Si tuviéramos acceso a una vivienda segura y a una atención sanitaria de calidad. Si las y los profesionales de la medicina no estuvieran sobrecargados de trabajo. Si la niñez no pasara hambre. Si hubiera cuidado infantil universal, permisos parentales remunerados. Porque, si esto fuera así, podríamos hablar de salud desde un lugar diferente, desde uno en el que se llegara a la raíz del problema. Creo que la sociedad sería mucho más feliz (salvo por el racismo y la gordofobia que están presentes en toda Europa y el mundo). La mayoría de los países europeos tienen acceso a esas cosas, y podemos ver que la salud es diferente para las personas de los países que lo brindan.

Aquí, en Estados Unidos, es literalmente la historia de quienes tienen y quienes no tienen. Por ejemplo, quienes tienen acceso y quienes no. En esta etapa del capitalismo en Estados Unidos, vemos que la mano de obra y la producción son más importantes que las personas, porque incluso las personas que trabajan, cobran peniques y sus propios empleos les niegan la asistencia sanitaria. Les recortan horas de trabajo para no tener que ofrecerles seguro médico y el estrés está siempre a flor de piel.

Vivo en el estado de Pensilvania y, en el momento en que escribo este libro, el salario mínimo es de siete dólares con veinticinco centavos. Eso significa que una persona que trabaja a tiempo completo con ese salario —cuarenta horas a la semana, cincuenta y dos semanas al año— gana quince mil ochenta dólares al año antes de los impuestos. AL PUTO AÑO. Llevar ese salario mínimo a quince dólares significaría, antes de los impuestos, que una persona ganara treinta y un mil doscientos dólares al año. Ahora sé que, en esta maldita economía, eso no es suficiente para que una sola persona sobreviva. PUNTO. La obsesión de este país con que la gente que trabaja en los lugares de comida rápida no gane quince dólares la hora porque no es justo, ya que ellos ganan veinte haciendo un trabajo "de verdad", te demuestra cómo el individualismo manda. El hecho de que la gente quiera que otras personas sufran porque ellas también sufrieron, me supera. Hay libros enteros que hablan de esto. Recomiendo encarecidamente *Hood Feminism* (Feminismo de barrio) de Mikki Kendall.

Acceso a los alimentos

Incluso quienes trabajan a tiempo completo, tienen problemas para acceder a alimentos y atención sanitaria. Muchas

194 | LA ANTIDIETA PARA LATINAS

chulas me han dicho que van a México a comprar fruta y verdura fresca porque, en sus ciudades fronterizas de Texas, es muy difícil encontrar alimentos de buena calidad. En la mayoría de los países, la gente acude a mercados al aire libre, carnicerías y tiendas especializadas. Se rozan unos con otros sin importar las clases y tienen acceso a los mismos alimentos. Sí, hay supermercados, pero muchos países siguen teniendo tiendas especializadas a las que acuden para comprar artículos individuales. Esto permite contacto y la posibilidad de tener una experiencia de compra más personal, además, a menudo los alimentos locales son de mejor calidad. En Estados Unidos, esto no es así debido a las restricciones.

Redlining es una práctica discriminatoria que se originó en Estados Unidos en la década de 1930, cuando las instituciones financieras y las aseguradoras trazaban —literalmente— una línea roja alrededor de determinadas áreas del mapa, demarcando así los barrios que consideraban de "alto riesgo" para préstamos y seguros. Esas zonas solían estar habitadas mayoritariamente por personas de color, sobre todo negras estadounidenses. Esto provocó una desinversión sistémica en tales comunidades, dificultando a sus residentes la compra de vivienda, la creación de empresas o el acceso a servicios esenciales. La práctica explícita de *redlining* es ahora ilegal, en virtud de varias leyes de derechos civiles, pero el impacto duradero de esta discriminación sistémica sigue perpetuando hoy en día las desigualdades económicas y sociales. Debido a tales prácticas, la mayoría de las comunidades BIPOC aún ahora carecen de supermercados, porque no se consideran rentables en sus barrios. Dichas prácticas han perjudicado realmente a las comunidades BIPOC, más de lo que podemos calcular, lo que me lleva a hablar sobre los determinantes sociales de la salud.

Determinantes sociales de la salud

Los determinantes sociales de la salud se refieren a las condiciones del entorno en el que las personas nacen, viven, aprenden, trabajan, juegan, practican su religión y envejecen, que afectan a una amplia gama de resultados y riesgos para la salud, el funcionamiento y la calidad de vida. Estos factores van más allá de las elecciones individuales y las predisposiciones genéticas e incluyen factores sociales, económicos y políticos que, en conjunto, contribuyen a los resultados sanitarios. Por ejemplo, alguien que vive en un barrio de bajos ingresos con acceso limitado a alimentos frescos y sanos, educación de calidad o espacios seguros para la actividad física, tiene más probabilidades de experimentar malos resultados de salud, en comparación con otra persona con abundante acceso a estos recursos.

En mi práctica diaria como dietista latina titulada, que trabajo en nuestra comunidad y también con la esperanza de cambiar las narrativas en torno a nuestras comunidades, es imperativo que hable de los determinantes sociales de la salud.

Cuando hablamos de salud, tenemos que hablar de estos factores determinantes, porque solo el 36 % de esta tabla corresponde a la alimentación, el ejercicio y el sueño, un porcentaje muy pequeño cuando se mira todo lo demás. Sin embargo, es la parte en la que nuestro sistema

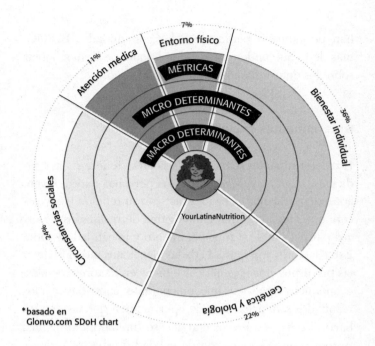

*basado en Glonvo.com SDoH chart

médico y nuestra cultura dietética hacen mayor énfasis y yo estoy aquí para cuestionarlo. Hablemos de cada parte del gráfico.

Comportamiento individual
(Alimentación, ejercicio y sueño): 36 %

Si nos fijamos en este gráfico, alrededor del 36 % de tu salud proviene de hábitos alimentarios, actividad física y el sueño. Estos factores están en cierto modo bajo nuestro control y digo "en cierto modo" porque, dependiendo de dónde vivas y trabajes, puede que no tengas mucho control.

La comida es algo sobre lo que, como personas adultas, tenemos buena parte de control. Creo que es importante hablar aquí de la elección de los alimentos, por lo estresante que resulta para muchas de nosotras elegir qué comer. Esto se debe a que la sociedad ha creado una cultura en torno a la comida en la que parece que estamos condenadas si comemos demasiado sano y si comemos comida rápida. No hay matices ni zonas grises, por lo tanto, vivimos en constante estrés. Además, muchas personas carecen de conocimientos básicos de cocina —lo cual no debería ser motivo de vergüenza—, o no tienen la seguridad de cómo organizar una comida bien equilibrada. En cualquier caso, la comida es estresante y el estrés no es bueno para la salud.

Ejercicio, ¡oh, ejercicio! De nuevo podemos llegar a los extremos en este caso. O no nos movemos en absoluto o lo hacemos en exceso. Creo que lo único común en la cultura de las dietas es el extremismo. No hay término medio. El "no hay días libres" o el "hazlo duro o vete a casa" puede ser muy desalentador. Según los CDC (Centros para el control y la prevención de enfermedades, por sus siglas en inglés), los beneficios de hacer ejercicio son positivos: salud mental y física, reducción del riesgo de enfermedades, aumento de la densidad muscular y ósea, reducción del riesgo de enfermedades crónicas y estabilidad en el peso. Enfocarse en la estabilidad en lugar de la pérdida de peso fomenta comportamientos positivos a largo plazo; ayuda a evitar las trampas de la restricción y el desánimo que, a menudo, aparecen cuando no vemos cambios inmediatos en los números. Al dar prioridad a la estabilidad, podemos mantener un estilo de vida más sano y equilibrado que haga hincapié en el lado positivo del bienestar, en lugar de fijarnos en la "pérdida".

Ahora bien, hacer ejercicio en exceso puede tener el efecto contrario. Según la Biblioteca de Medicina de los NIH (Instituto Nacional de Salud, por sus siglas en inglés), hacer ejercicio en exceso puede provocar cansancio, depresión, cambios de humor e irritabilidad, problemas para dormir, aumento de lesiones, ansiedad y resfriados, por nombrar solo algunos. Por ello, también es importante crear una relación sana con el ejercicio y el descanso. Los seres humanos no estamos hechos para ser sedentarios, pero tampoco nuestros cuerpos estaban hechos para llegar a extremos (¡aunque dejaré que las personas expertas en ejercicio se ocupen de ese tema!).

El sueño también forma parte de este 36 % y, sinceramente, puede ser muy duro si trabajas en turno de noche o tienes insomnio, si tienes un recién nacido, o estás cuidando a un familiar. Existen tantas razones por las que el sueño puede ser difícil para alguien y, lo más importante, debemos ser compasivas con nosotras mismas y buscar ayuda cuando sea necesario.

Las investigaciones demuestran que la falta constante de sueño está relacionada con un mayor riesgo de enfermedades cardiovasculares, diabetes e hipertensión. Por eso, es importante encontrar formas de hacer del sueño, del sueño de calidad, una parte habitual de tu rutina de salud.

Circunstancias sociales: 24 %

A continuación, las circunstancias sociales constituyen el 24 % de tu salud e incluyen tu comunidad (cohesión social), participación cívica (voto, voluntariado, actividades comunitarias), discriminación y encarcelamiento.

También se consideran factores como:

- Racismo, discriminación, lenguaje, inmigración, orientación sexual y violencia
- Educación, oportunidades laborales e ingresos
- Acceso a alimentos nutritivos y oportunidades de actividad física
- Aire y agua contaminados
- Habilidades lingüísticas y de lectura y escritura

Veámoslo desde la óptica de la inmigración. Tanto si eres de primera como de segunda generación o si tú has emigrado aquí, es más que probable que te hayas visto afectada(o) por mucho de esto. La mayoría de las personas que emigran a este país enfrentan barreras lingüísticas que, a su vez, pueden afectar su educación y oportunidades laborales. Las personas inmigrantes suelen mudarse a comunidades pobladas en gran parte por otras inmigrantes, quienes tienen menos acceso a alimentos nutritivos, aceras, aire seguro y agua, debido al *redlining*.

Es difícil concentrarse en "comer sano" y hacer ejercicio cuando estás, literalmente, luchando por tu vida. Como ya se ha mencionado anteriormente, cuando tienes que trabajar en dos o tres empleos a tiempo parcial para llegar a fin de mes y ninguno de ellos te proporciona seguro

200 | LA ANTIDIETA PARA LATINAS

médico, la salud ya no es algo por lo que simplemente puedas "esforzarte".

Cuando se trata de sobrevivir, la salud no es lo más importante. Ese trauma se transmite a la siguiente generación que, aunque haya salido del barrio, sigue teniendo dificultades para entender cómo hacerse cargo de sus necesidades. Solo vimos la lucha y la estrechez mientras crecíamos. No aprendimos a ver ni a satisfacer nuestras necesidades y, como resultado, seguimos atrapados en una mentalidad de escasez en torno a la comida. Es un círculo vicioso.

Cuando la persona no puede satisfacer sus necesidades porque las siente constantemente fuera de su alcance— pagar las facturas, tener suficiente dinero para comer o no tener seguro médico, ni siquiera para acudir a una cita urgente—, no somos capaces de honrar nuestro cuerpo y nuestra salud. Esto crea estrés en el organismo, lo que nos lleva a cómo la diabetes afecta a la comunidad latinen a mayor proporción.

El estrés puede tener un enorme impacto en los niveles de azúcar en sangre, dificultando el control de la diabetes o contribuyendo a desarrollar diabetes tipo 2, en quienes corren el riesgo de padecerla. Basándome en lo que acabo de contarte, es posible que tengamos cierta predisposición genética. Sin embargo, se sabe, que una vez que llegamos a EE. UU. nuestro riesgo aumenta debido a los determinantes sociales de la salud.

Definamos algunos términos que debes conocer cuando se trata del control de la glucemia:

Diabetes: La diabetes es una enfermedad en la que el cuerpo tiene problemas para controlar el nivel de azúcar en tu sangre. Normalmente, una hormona llamada insulina ayuda a mantener equilibrados los niveles de azúcar en la sangre. Si tienes diabetes, tu cuerpo no produce suficiente insulina o no puede utilizarla correctamente, lo que provoca altos niveles de azúcar en la sangre. Con el tiempo, esto puede causar diversos problemas, como cansancio, sed e incluso daños en órganos como los ojos y los riñones. La diabetes no controlada daña el sistema vascular.

Piensa en tu cuerpo como en un carro que funciona con gasolina. En este ejemplo, la gasolina es el azúcar de los alimentos y el cuerpo la necesita para seguir funcionando. Como ya hemos mencionado en algunos capítulos, el azúcar, también conocida como glucosa, es la principal fuente de energía de nuestro cuerpo. Ahora bien, para introducir la gasolina en el motor del carro necesitas una herramienta o llave especial. Llamemos a esta herramienta: "insulina".

- **Resistencia a la insulina:** imagina que un día la cerradura donde metes la llave para arrancar el carro está oxidada. Todavía puedes meter la llave, pero cuesta girarla y no funciona bien. Esto es como la "resistencia a la insulina" en tu cuerpo. Tienes insulina, pero no está haciendo bien su trabajo, por lo que el azúcar ("gasolina") no puede entrar en las células ("motor") para darte energía. El azúcar empieza a acumularse en la sangre.
- **Diabetes:** Ahora, si este problema continúa y no puedes introducir suficiente azúcar en tus células, es cuando decimos que tienes "diabetes". Tener demasiada azúcar en la sangre es peligroso porque

puede enfermarte con el tiempo, afectando a tu corazón, ojos y riñones, entre otras cosas.

- La A1C es un marcador de dos a tres meses que indica lo bien que se está controlando el azúcar en sangre. El azúcar que queda en la sangre, se acumula alrededor de los glóbulos rojos y eso es lo que medimos para ver lo bien que funcionan la insulina y el control de la glucemia.

En resumen, la resistencia a la insulina, se produce cuando esta llave especial de nuestro organismo tiene dificultades para funcionar. La diabetes es la condición médica que se padece cuando se acumula demasiado azúcar en la sangre, porque la insulina no funciona correctamente.

Enfermedades del corazón: Cuando la diabetes no está controlada, corremos el riesgo de sufrir una enfermedad cardiaca. Debido a que afecta el flujo sanguíneo y la salud vascular (venas, presión arterial, colesterol), pueden aparecer cardiopatías. Este es un término general para referirse a los problemas que afectan a la capacidad del corazón para funcionar correctamente. Puede tratarse de problemas de flujo sanguíneo, como la obstrucción de las arterias, o de válvulas del corazón que no se abren y cierran como deberían.

Una vez comprendidas mejor estas afecciones, analicemos ahora cómo el estrés constante, asociado a los determinantes sociales de la salud puede conducir a una prevalencia más alta de enfermedades.

Respuesta hormonal al estrés crónico:

- **Liberación de cortisol y adrenalina:** el estrés causa la liberación de hormonas como el cortisol y la adrenalina. Estas hormonas preparan el cuerpo para una respuesta de "lucha o huida" liberando glucosa (azúcar) y grasa almacenada para suministrar energía inmediata. Aunque esto es beneficioso a corto plazo, el estrés crónico mantiene elevados los niveles de estas hormonas durante periodos prolongados, lo que provoca un aumento de los niveles de azúcar y colesterol en sangre.

- **Resistencia a la insulina:** los niveles elevados de cortisol hacen que el cuerpo sea menos sensible a la insulina, lo que significa que el cuerpo debe producir más para mantener los niveles de azúcar en sangre bajo control. Esa insulina no funciona correctamente y, con el tiempo, puede contribuir a la resistencia que, como ahora sabemos, puede conducir a la diabetes.

Factores conductuales del estrés:

- **Hábitos alimentarios pobres y erráticos:** el estrés lleva a menudo a saltarse comidas o a no prestar atención al hambre. También puede significar no planificar con antelación y tener que comer sobre la marcha. Piensa en lo estresante que es para el cuerpo saltarse comidas y cómo aumenta esto los niveles de cortisol. Piensa también, en cómo puede afectar negativamente al organismo el hecho de estresarse por cada maldita cosa que vas a comer o comer de forma irregular, lo que lleva a darse atracones.

LA ANTIDIETA PARA LATINAS

- **Falta de ejercicio:** el estrés puede dificultar el mantenimiento de una rutina de ejercicio regular, que es crucial para el control de la glucemia.
- **Sueño deficiente:** el estrés suele afectar la calidad del sueño y dormir mal puede, a su vez, contribuir a un mal control de la glucemia.

Complicaciones:

- **Agrava las enfermedades existentes:** si ya padeces diabetes, el estrés puede dificultar su control y provocar episodios más frecuentes de hiperglucemia (niveles altos de azúcar en sangre) o hipoglucemia (niveles bajos de azúcar en sangre).
- **Afecciones crónicas:** el estrés a largo plazo, cuando se combina con un control deficiente del azúcar en sangre, puede contribuir al desarrollo de complicaciones relacionadas con la diabetes, como cardiopatías, enfermedades renales y lesiones nerviosas.

Las estadísticas tampoco son buenas para las enfermedades cardiovasculares y todo lo que he comentado anteriormente también afecta la salud de tu corazón. El estrés y el cortisol pueden crear las siguientes respuestas corporales:

- **Lucha o huida:** cuando estás estresado, tu cuerpo entra en modo "lucha o escapa". Esto significa que el corazón late más de prisa y la tensión arterial aumenta. Si esto sucede a menudo, debido al estrés crónico, con el tiempo puede desgastar el corazón y los vasos sanguíneos.

- **Inflamación:** el estrés provoca la liberación de determinadas proteínas y hormonas que causan inflamación. La inflamación es un mecanismo de defensa natural, pero en exceso puede dañar los vasos sanguíneos y provocar la acumulación de placa, lo cual aumenta el riesgo de cardiopatías.

Desde las microagresiones cotidianas en el trabajo, hasta los ingresos que apenas alcanzan para alimentar a la familia, las comunidades latines tienen que enfrentarse regularmente a muchas discriminaciones y ciclos de pobreza. No es de extrañar que las poblaciones minoritarias tengan tasas desproporcionadamente altas de diagnóstico de diabetes, en comparación con sus homólogas blancas.

Genética: 22 %

La genética es lo que es, ¿verdad? Básicamente, naces con ciertos genes y tienes predisposición a ciertos problemas. Realmente no podemos cambiar estos genes, pero sí podemos intentar llevar una vida lo más "saludable" posible y mantener la genética a raya en lo que se pueda. Por lo tanto, tratamos de comer sano, hacer ejercicio y dormir lo suficiente, pero no hay suficientes personas hablando de cómo el estrés puede desencadenar estas enfermedades a las que podríamos estar predispuestas las personas debido a los genes.

Nos venden la mentira de que, de algún modo, nunca enfermaremos si hacemos "lo correcto". Así que pasamos años de nuestras vidas a dieta yoyo y tratando de cambiar

206 | LA ANTIDIETA PARA LATINAS

nuestro cuerpo para adaptarnos a un molde que, honestamente no es diverso en absoluto y nunca fue pensado para nosotras.

Los datos que existen sobre la población latina, con frecuencia nos meten en el mismo saco, sin tener en cuenta que no somos un grupo monolítico. La educación, los ingresos, la vivienda y otros factores influyen en nuestra salud; por lo tanto, decirle a alguien que genéticamente, por ser de origen latino, tendrá un mayor riesgo de diabetes, sin desglosar los desencadenantes ambientales que pueden conducir al diagnóstico, es perezoso y no ofrece una imagen completa.

Atención médica: 11 %

Después de leer las páginas anteriores, puedes imaginarte que el acceso a la atención sanitaria también desempeña un papel importante en nuestra salud. Las barreras lingüísticas, el estatus migratorio, la falta de conocimientos sobre salud y el miedo a ser juzgada por el peso, influyen en el acceso a la atención médica cuando la persona enferma o, incluso, para las visitas anuales. Si tienes dos o tres trabajos para llegar a fin de mes, o si tu empleo te reduce el horario para no tener que darte seguro médico, si tu clínica no cuenta con intérpretes, o si te juzgan por tu talla cada vez que entras a una consulta, tu salud se verá afectada. Es menos probable que te informen que te está subiendo el azúcar o que tienes la presión alta. Si no sabes interpretar tus análisis, no comprenderás lo que significan y no podrás defenderte adecuadamente.

Es menos probable que recibas atención preventiva para que te ayude con tu salud porque no tienes acceso. En nuestra sociedad culpamos a la persona y no a los problemas reales que afectan a nuestras comunidades, lo que perpetúa estas enfermedades. No hablamos de la imposibilidad de tomarse días libres porque no se dispone de guardería, o de ahorrar los días de permiso remunerado para llevar al médico a las niñas y a los niños, en lugar de ir nosotras. No hablamos de las presiones a las que se enfrentan muchas personas y que tienen un impacto tremendo en ellas.

Para alguien como Gloria, la posibilidad de acceder a los beneficios dentales, la atención odontológica y el tiempo necesario para acudir a una cita, le impedían tener una higiene dental saludable. Todo ello afectaba directamente su capacidad para seguir y practicar los turnos de nutrición.

Luego, por supuesto, está el ejemplo de cuando el personal médico te avergüenza por comer comida rápida porque es lo único que hay en tu barrio, o por comer arroz blanco o tortillas, que forman parte de tu cultura. Es un círculo vicioso de saber que necesitas atención sanitaria, pero tienes miedo a que te avergüencen. Nadie se merece esto y, como proveedores de servicios médicos, debemos tratar a todas las personas con dignidad y respeto.

Quiero sacar a colación nuestra conversación sobre el estigma del peso y la vergüenza, porque ya puedo oír a muchas de ustedes decir: "pero yo tengo acceso" o "tengo seguro". El estigma del peso es que te estigmaticen o discriminen por el propio peso. Es entrar a la consulta médica y que te digan que adelgaces porque te duele el codo. Es tener unos resultados de laboratorio perfectos y que

208 | LA ANTIDIETA PARA LATINAS

te digan que deberías perder unos kilos. Es la percepción de que solo las personas delgadas pueden estar sanas. Es asociar la gordura con la pereza. Son las familias a las que se les niega la fertilización in vitro o la adopción debido a su peso. Está en todas partes.

Son chulas como Sofía, que tuvo un horrible accidente de carro y perdió la movilidad en una pierna. Tuvo que someterse a cuatro operaciones en el lapso de tres meses y cuando POR FIN entró por su propio pie en la consulta de su médico, le dijeron que tenía que perder peso y dejar de comer tortillas porque su nivel de azúcar en sangre estaba ligeramente elevado. El médico le echó un vistazo y la vio más corpulenta, e inmediatamente supuso que el hecho de que su nivel de azúcar en sangre estuviera elevado se debía a su peso. Ni una sola vez ese médico le preguntó por su salud, su movilidad o, incluso, por el accidente. ¿Los medicamentos que tomaba? ¿El estrés? ¿El trauma? ¿El reposo en cama? NADA. Simplemente asumió que, porque Sofía es mexicana, debía dejar de comer tortillas y moverse más.

Pero Sofía no podía moverse más porque seguía sintiendo dolor. Seguía recuperándose. Estaba casi siempre postrada en cama, estaba ESTRESADA. Apenas comía tortillas y, cuando lo hacía, eran hechas por su mami, desde cero o compradas en la tienda, tal vez una o dos veces a la semana. No a diario. Estas suposiciones no solo perjudicaron a Sofía, sino que también limitaron la atención que recibía debido al estigma del peso establecido por el médico. Esta historia es frecuente y los pacientes siguen sufriendo.

Entorno físico: 7 %

Ahora bien, como he mencionado antes, el 7 % de los determinantes sociales de la salud se atribuye al acceso a los alimentos, la vivienda y la delincuencia. Ahora, cuando pensamos en las comunidades de bajos ingresos, una cosa que tenemos que considerar es si tienen acceso a frutas y vegetales frescos. En una estadística alarmante, las personas latinas son 2.5 veces más propensas a la inseguridad alimentaria y el 18.5 % de la niñez latina experimentó inseguridad alimentaria en 2021.

Cuando pensamos en las comunidades a las que emigran las y los latinos en Estados Unidos, no podemos pasar por alto la importancia del acceso a los supermercados, y que viven en lo que ahora llamamos *food swamps* (pantanos alimentarios) o *apartheids* alimentarios. Karen Washington, cofundadora de Black Urban Growers, Rise & Root Farm (Cultivadores urbanos negros, granja Rise & Root), define un *apartheid* alimentario como: "un sistema de segregación que divide a los que tienen acceso a la abundancia de alimentos nutritivos y a los que se les ha negado ese acceso debido a una injusticia sistémica[1]".

Estas son las duras y desafortunadas condiciones en las que viven muchos miembros de la comunidad latine. Cuando miramos las estadísticas sobre salud, los datos no se distribuyen de tal forma que podamos ver cómo, mientras más acceso tienes, más baja es la tasa. No, nos meten a todes en el mismo saco. Se nos dice que es culpa nuestra y de nuestros alimentos y nunca de los sistemas creados, lo que nos hace enfermar. Por eso, cuando como profesional de la salud, educo a nuestras comunidades, mi trabajo no consiste en avergonzarlas, sino en ayudarlas a acceder a los alimentos. Volver a comer nuestros deliciosos y nutritivos platos y AÑADIR nutrición, no quitarles nada porque ya hay suficiente carencia en nuestras comunidades.

En las culturas indígenas, la salud tiene mucho que ver con la comunidad. Esos eran los cimientos de muchas de nuestras familias y de nuestra educación. En Estados Unidos, la salud es extremadamente individualizada y se centra en señalar con el dedo lo que estás haciendo mal. Tu salud no se reduce únicamente a decisiones sobre comida y movimiento. Como recuerdas, en el caso de Gloria, hay innumerables factores que influyen en la capacidad de una persona para gozar de buena salud.

Si Gloria hubiera podido acceder a más recursos comunitarios sin vergüenza ni culpa, si hubiera podido sentirse cómoda pidiendo ayuda en lugar de sentirse como una carga, su salud nunca habría llegado al punto en el que estaba cuando entró a mi consulta. Afortunadamente, al trabajar en la ciudad con muchos contactos en organizaciones sin fines de lucro, hablar su idioma y convertirme en un espacio seguro para ella, logré llevarla a un dentista para que pudiera mejorar su higiene dental. En cuanto a la nutrición, mientras esperábamos, nos enfocamos en alimentos que pudiera comer, preparados con antelación. Nos concentramos en purés de tubérculos, siendo el mangú uno de sus favoritos. Hablamos de añadirle huevo hervido y pisado para que le aportara nutrientes. Hablamos de hacer caldo de frijoles con arroz. Como soy dominicana, pudimos hablar de los alimentos que damos a los bebés sin dientes y que ella misma podía preparar. Nunca se le había pasado por la cabeza.

Por eso es fundamental trabajar con alguien que no te avergüence. Si quien lee este libro es un proveedor médico, de verdad espero que se tome el tiempo necesario para aprender a ser culturalmente humilde, hablar con sus pacientes como seres humanos y llegar a conocerlos.

Cuando se trata de honrar nuestro cuerpo y nuestra salud, realmente quiero que veas que son muchas las cosas que nos afectan. Si fuera tan sencillo como "come así" y "muévete así", la vida sería fácil y todas estaríamos sanas, pero la vida es impredecible y tenemos que aprender a hacer lo que podemos con lo que tenemos. Enfocarnos en las cosas en las que podemos trabajar e incorporar pequeños comportamientos saludables a nuestros días, que nos ayuden a reducir el estrés. Honrar nuestro cuerpo y nuestra salud es darnos cuenta de lo que está bajo nuestro control y hacer lo que es correcto.

Tanto si eres como Gloria o Sofía, intentar encontrar recursos que puedan ayudarte es importante. Avanzar por la vida con más compasión y menos culpa es la clave. Si has cogido este libro, espero que tengas la capacidad de apoyarte en todos los programas comunitarios que tienes a tu disposición y que puedas buscar personal médico y proveedores que te escuchen. Honra tu cuerpo y tu salud mientras reduces el estrés.

212 | LA ANTIDIETA PARA LATINAS

> **RESUMIENDO:** Los determinantes sociales de la salud afectan toda nuestra existencia y búsqueda de la salud; necesitamos ser compasivas(os) con nosotros mismos.

Práctica chula:

Practica la comprensión de que hacemos lo mejor que podemos con lo que tenemos. Ni podemos ni tenemos control sobre todas las cosas. Concéntrate en las que están bajo tu dominio, como:

1. Si es posible, no te saltes las comidas
2. Mantente hidratada
3. Procura reducir el estrés
4. Enfócate en dormir
5. Da prioridad a caminar y estar menos tiempo sentada

7

UBICA TUS NECESIDADES
Historia Chula: Carmen

Carmen es una latina de primera generación, de treinta y pocos años. Cuando era más joven, se acostumbró a ser su propia madre y siempre hizo lo imposible por cumplir las expectativas de la gente. De adulta, se dio cuenta de que su valía, su salud, su estatus e incluso su capacidad para ser una buena madre dependían de las apariencias. Carmen es la madre que hace pasteles y comidas increíbles para sus hijos, pero luego la encuentras haciéndose a un lado, tomando batidos y sin disfrutar del tiempo CON sus hijos. Se preocupaba mucho por cumplir con la imagen de la buena madre, pero, ¿estaba alguna vez satisfaciendo sus propias necesidades mentales, físicas o emocionales? ¿A qué costo para ella misma intentaba ser la madre perfecta?

Cuando comencé mi negocio, no tenía ni idea de lo que estaba haciendo. Soy una dominicana americana de primera generación, que creció siendo la hija mayor de padre y madre inmigrantes, lo que significa que desde que aprendí a leer, me pasaba la vida traduciendo todo tipo de correos y documentos médicos, lo que supongo que me hizo madura para mi edad. Ahora sé que solo significa que estaba parentificada, que no se satisfacían nuestras necesidades y que había MUCHA mentalidad de escasez.

En un artículo para *HipLatina*, se cita a la doctora Lisette Sánchez[1], quien afirma que:

> ...uno de los retos de la parentificación es que se espera que los niños soporten el estrés emocional asociado a estas experiencias emocionales. El estrés de traducir un diagnóstico médico aterrador o el miedo a cometer un error en un formulario gubernamental importante. A veces, también el cargar con las emociones de sus padres.

Podemos todas exhalar y dejar que se asiente esa mierda. Nuestro destino era ser pequeñas personas adultas. Una parte de mí lamenta no haber tenido una verdadera infancia porque siempre fui la tercera adulta. Nunca me pidieron que criara a mis hermanas y hermanos porque mi mamá era ama de casa y siempre estaba allí, de modo que, en muchos sentidos, tuvimos muchos privilegios. Mi papá tenía un próspero negocio que podía operar sin necesidad de saber demasiado inglés, pero la carga de traducir documentos médicos, comerciales y legales siempre recaía sobre mí. Incluso en mi escuela, tenía que traducir en las reuniones de padres y profesores no solo para mí, sino también para mis hermanos menores. Tuve un pequeño respiro cuando nos mudamos a Miami y la mayoría de los líderes de la comunidad o del personal docente eran bilingües, pero cuando regresé a Filadelfia, volví a ser una adulta. Se preguntarán, ¿qué tiene que ver todo esto con la nutrición? Y la respuesta es MUCHO.

Como siempre teníamos que estar pendientes de las necesidades de todo el mundo, probablemente nunca fuimos conscientes de las nuestras. Puedo garantizarte que en algún momento de tu vida has oído "haz lo que yo digo, no lo que yo hago" o "no preguntes, solo hazlo". Siempre nos han dicho que no sintamos, que no repliquemos, que ni se nos ocurra tener preferencias. Porque las niñas y los niños nada tienen que decir en nuestras comunidades, pero aun así se espera que sean personas adultas cuando se les necesita.

Escucha, ambas verdades pueden ser igual de ciertas, que nuestros padres nos amaron mucho y que nos jodieron majestuosamente a la hora de entender nuestras necesidades. Existen dos maneras de explicar esto. Una de ellas, es a través de la comprensión de la jerarquía de las necesidades según Maslow.

Jerarquía de necesidades de Maslow

Abraham Maslow, psicólogo estadounidense, creó la jerarquía de necesidades de Maslow para mostrar la importancia de satisfacer nuestras necesidades más básicas antes de poder alcanzar la autorrealización. Su jerarquía de necesidades proporciona una forma estructurada de entender la motivación y el bienestar humanos, esbozando por qué es crucial que se satisfagan ciertas necesidades antes de que un individuo pueda alcanzar su pleno potencial[x].

---

[x] Nota matizada: Creo que es importante darse cuenta de que, aunque tengas lo que necesitas para convertirte en la versión más auténtica de ti mismo, la genética sigue desempeñando un papel en nuestra salud. Puedes hacer TODO "correctamente" y aun así enfermar. Sé compasivo contigo misma, no es mucho lo que podemos hacer.

Cuando trabajo con mis chulas, a menudo utilizo esto para ayudarles, primero, a sanar su relación con sus necesidades, de modo que luego puedan sanar su relación con la comida. Aunque a primera vista no parezca la conexión más obvia, nuestra capacidad para comprender nuestras necesidades influye en lo saludable que puede ser nuestra relación con la comida. Esto está específicamente relacionado con el condicionamiento que se ha hecho en nuestras comunidades, tanto a nivel sistémico como interpersonal.

Veamos en qué consiste la jerarquía de las necesidades y la dificultad que suele tener nuestra comunidad para satisfacerlas.

Jerarquía de necesidades de Maslow frente a los retos de la comunidad latinx

Niveles de Maslow	Descripción general	Retos de la comunidad latine
1. Necesidades básicas (nivel más bajo)	Alimentos y agua para el sustento; un lugar seguro para vivir.	• **Desiertos alimentarios:** Dificultad para acceder a alimentos frescos asequibles y de buena calidad. • **Estado de ingresos:** Bajos ingresos que afectan a las necesidades básicas. Vivienda: Gentrificación, malas condiciones. • **Barreras lingüísticas:** Problemas de comunicación con los servicios esenciales.

Ubica tus necesidades | 217

Niveles de Maslow	Descripción general	Retos de la comunidad latine
2. Sentirse seguro y protegido	Sentirse protegido, no en peligro.	• **Situación de inmigración:** El miedo a la deportación provoca estrés e inseguridad. • **Vivienda:** Altos niveles de delincuencia y vigilancia policial que afectan a la seguridad.
3. Amor y pertenencia	Amistades y familiares como apoyo; sentirse parte de una comunidad.	• **Discriminación y estereotipos:** Estigma social que afecta al sentido de pertenencia.
4. Sentirse bien con uno mismo	Autoestima; sentirse orgulloso de los logros.	• **Desafíos sistémicos:** Racismo sistémico que afecta a las oportunidades educativas y laborales, lo que repercute en la autoestima. • **Expectativas familiares:** se espera que las y los hijos de la primera generación cumplan el sueño americano.
5. Alcanzar todo su potencial	Autorrealización; ser lo mejor que se puede ser.	• **Ingresos y situación migratoria:** Los ingresos limitados y el estatus migratorio incierto afectan el enfoque en el crecimiento personal.

218 | LA ANTIDIETA PARA LATINAS

Según Maslow, debemos satisfacer las necesidades más básicas de la base de la pirámide antes de poder dedicarnos plenamente a la satisfacción de necesidades superiores. Por ejemplo, la persecución de sueños y ambiciones suele quedar relegada a un segundo plano cuando se lucha por suplir necesidades básicas como la alimentación y la seguridad.

En la comunidad latine, sin embargo, el ascenso por la pirámide de Maslow viene acompañado de problemas adicionales que complican la capacidad de vivir una vida plena. En el nivel más fundamental de las "necesidades básicas" hay varios obstáculos. Los desiertos alimentarios —zonas con acceso limitado a alimentos frescos asequibles y de alta calidad— no son infrecuentes en muchas comunidades BIPOC. El problema de los bajos ingresos agrava aún más esta situación, dificultando que las personas puedan asegurarse lo básico, como alimentos, agua y una vivienda segura. En cuanto a la vivienda, problemas como la gentrificación, a menudo desplazan a las familias y las obligan a vivir en condiciones que no son las ideales. Incluso la comunicación básica se convierte en un problema debido a las barreras lingüísticas, lo que dificulta el acceso a la salud y la educación.

En el segundo nivel se encuentra sentirse segura y protegida, lo cual significa sentirse a salvo, no en peligro. Por desgracia, las personas inmigrantes indocumentadas de nuestra comunidad se enfrentan al estrés y la inseguridad constante que conlleva el miedo a la deportación. Además, los índices de delincuencia y los altos niveles de vigilancia policial en algunas zonas hacen que la seguridad sea una preocupación cotidiana.

En el tercer nivel están el amor y la pertenencia. Muchas veces, esto se complica por cuestiones de discriminación y estigmatización social. Aunque es importante sentir que formamos parte de una comunidad y poder contar con el apoyo de amigas, amigos y familiares, las comunidades BIPOC, incluidas las personas latines, a menudo deben navegar por un mundo en el que enfrentan prejuicios sistémicos. El encuentro constante con la sensación de ser el "otro o la otra" puede afectar tu sentido de pertenencia y aceptación. Mientras más lo experimentes, más se exacerban sus repercusiones negativas. Como primera generación, pienso en lo difícil de no sentirme suficientemente dominicana ni suficientemente estadounidense. Los recuerdos que vienen a mi mente son mis primas llamándome siempre "la blanquita" porque fui la primera de los primos en nacer en América y mi inglés no tenía acento. Por otro lado, crecí con la mayoría de mis amigas y amigos blancos que siempre se referían a mí como su "amiga de color". Era como si estas dos partes de mí nunca fueran suficientes y, debido a eso, pasé años preguntándome si alguna vez iba a sentir la pertenencia que anhelaba.

El cuarto nivel, sentirse bien con una misma, también conocido como autoestima, presenta retos relacionados con el racismo sistémico que afecta las oportunidades educativas y laborales. La falta de oportunidades equitativas repercute en la autoestima y dificulta sentirse realizada.

Un ejemplo notable de ello es la prueba de la muñeca, un estudio realizado por los psicólogos Kenneth y Mamie Clark, que reveló el impacto negativo de la segregación en la autoestima de la niñez afroamericana. Este demostró que, entre las niñas y los niños negros, cuando se les daba la opción entre una muñeca negra o blanca, elegían la blanca. Además, atribuían rasgos positivos a las muñecas blancas frente a las negras. Este estudio no solo sirvió para declarar inconstitucional la segregación, sino que también pone de relieve la relación entre la autoestima y el racismo sistémico. Esencialmente, ser una persona marginada nos hace sentir inadecuadas a cualquier edad, lo que afecta cómo nos vemos a nosotras(os) mismas y nuestra autoestima. Esto también está directamente relacionado con el síndrome del impostor que, de alguna manera, siempre tiene un sitio en la mesa, aunque nunca lo hayamos invitado. Más concretamente, cuando tu comida cultural y tu tipo de cuerpo son calificados como "ajenos" y te hacen percibirte como "diferente", es comprensible que pierdas confianza en tu nutrición y tu imagen corporal.

Por último, en la cúspide de la pirámide está "alcanzar todo tu potencial"; la autorrealización. Todas queremos ser lo mejor que podríamos ser, pero es difícil enfocarnos en nuestro crecimiento personal y la obtención de sueños a largo plazo, cuando tenemos ingresos limitados o vivimos con el estrés de un estatus migratorio incierto.

Cuando los retos sociales y sistémicos dificultan que las personas satisfagan sus necesidades en los niveles inferiores de la pirámide, alcanzar los niveles superiores resulta cada vez más complicado. Mientras la jerarquía de Maslow sirve como guía general de las necesidades humanas, es esencial reconocer que los factores sistémicos pueden plantear obstáculos importantes para escalar esa pirámide, especialmente para las comunidades marginadas.

Abordar estos retos sistémicos es crucial para hacer posible que las personas, independientemente de su origen, satisfagan sus necesidades fundamentales y alcancen su pleno potencial. También te invito a pensar en tus parientes y en cómo no solo intentaban cuidar de sí mismos y de sus familias, sino también de a quiénes dejaban atrás, allá lejos, en casa. Cuando alguien recibe su salario, esa paga no suele ir a parar a la persona que ha ganado el dinero. Ese sueldo va a parar a su familia, en su país de origen, la que cuenta con él para llegar a fin de mes. Existe una presión constante por ser la persona a la que siempre admiran, tanto económica como emocionalmente.

Ascender en la pirámide no estaba disponible ni modelado para nuestra familia, porque esta tenía que rebuscarse y trabajar duro. No había tiempo de sentarse a concentrarse en la obtención de aspiraciones personales. Por lo tanto, luchamos. Luchamos con el autocuidado y la compasión. Nos esforzamos por ascender. Algunas de nosotras, definitivamente, lo intentamos. Vamos a terapia y estamos curando a nuestra niña interior, pero mierda, es difícil y entender nuestras necesidades es DURO **porque siempre nos enseñan a poner primero a las demás personas, cuidarlas primero. Comer, hacer ejercicio y cuidar de nuestra salud son privilegios que muchas no pueden permitirse.**

Marianismo

Marianismo es un concepto cultural dentro de la comunidad latine y algunas otras culturas católicas. Es exactamente lo contrario del *machismo*. En una reseña sobre política latinoamericana, Nikhil Kumar, redactor de *Brown*

Political Review[2], explica que "machismo es un análogo cultural latinoamericano del patriarcado: se refiere a un conjunto de características hipermasculinas y su valor en la sociedad tradicional latinoamericana". Mientras que el machismo consiste en ser dominante y "varonil" el marianismo hace hincapié en los papeles virtuosos y puros que tradicionalmente se supone que deben cumplir las mujeres. Se trata de lo cerca que podamos estar del ideal de la Virgen María. En otras palabras, debemos ser puras, maternales, sumisas y abnegadas. A menudo, se considera a las mujeres como las cuidadoras y la columna vertebral moral de la familia, responsables de mantener la unidad familiar y la virtud. Este es precisamente el concepto que observamos en la experiencia de Carmen.

Como latinas, tenemos la presión añadida de ser santas y puras, la esposa y madre perfectas, y siempre, por encima de cualquier cosa, poner a todo el mundo antes que nosotras, aunque eso signifique el autosacrificio. Esencialmente, cuando las mujeres caen en el papel de marianistas, todos los demás géneros, por defecto, tienen que asumir un papel contrario, lo cual refuerza el machismo. Por esto, el marianismo afecta no solo a las mujeres, sino a todos los géneros y su forma de existir en la sociedad.

Una de las primeras formas en que se introduce este valor en una niña es con las fiestas de quinceañeras. Las quinceañeras se crearon como una forma de presentar a las niñas en sociedad, lo que significaba que estaban listas para casarse y que eran lo suficientemente maduras sexualmente para tener hijas e hijos. Yo no puedo entenderlo, sinceramente, pero no es mi intención avergonzar a nadie que haya tenido una de estas fiestas, que quiera una para su hija o que realmente crea en esta tradición. Creo que el significado es completamente diferente ahora, pero es importante que conozcamos el origen de esta tradición. No somos capaces de crecer, sanar o deshacer el daño sin conocer las historias reales de nuestras tradiciones.

Pero basta de despotricar, volvamos al marianismo.

Entre las características que suelen asociarse con el marianismo se incluyen:

Sumisión: se anima a las mujeres a ser sumisas y deferentes con los hombres, reforzando los roles tradicionales de género, como servir a los hombres de la familia antes que a las mujeres o que los hombres reciban platos más grandes.

Virtud y pureza: la pureza sexual y la rectitud moral se valoran mucho. Esto, a menudo, se sostiene por las creencias erróneas de que debes ser virgen cuando te casas; o que usar un tampón o montar en bicicleta puede quitarte la virginidad; o que, si no sangras después de tu primera experiencia sexual, no eras virgen porque tu himen ya estaba roto. Siento que puedo seguir y seguir con las formas en que nuestra sexualidad estaba ligada a la cultura de la pureza.

Abnegación: tus hijas e hijos y tu marido van primero, siempre antes que tus necesidades. Debes darlo todo y no dejar nada para ti. El autocuidado es egoísta.

Rol materno: mamá primero, persona después. El único propósito de tu cuerpo es reproducirse. Si decides no hacerlo, estás siendo egoísta.

224 | LA ANTIDIETA PARA LATINAS

Creo que es importante que hablemos también de cómo estas heteronormas son realmente complicadas para las comunidades LGBTQIA+. Debido a la fuerte influencia del catolicismo, no tener una identidad heteronormativa entra en conflicto directo con el patriarcado. En lo que respecta al marianismo, nunca podrás cumplir las expectativas de una mujer mientras no seas una mujer CIS/heterosexual y esto es algo que debe debatirse más en nuestra cultura.

Quiero poner junto todo esto porque sé que estás pensando: "Mierda, Dalina, eso ha sido demasiado y necesito un puto minuto, pero, ¿qué tiene que ver con la nutrición y este libro?". Bueno, esto nos enseña que nuestros cuerpos no son nuestros —básicamente existen para servir a las necesidades de los hombres— y, por lo tanto, siempre se espera que sacrifiquemos nuestras necesidades.

La cultura del marianismo puede llevarnos a querer ser la mujer "ideal" y hacernos creer que, para ser consideradas "material para esposa" o perfectas a los ojos de nuestras familias, tenemos que ajustarnos a unos cánones de belleza específicos que incluyen no solo el comportamiento, sino también la apariencia. Esto puede presionar a las mujeres para que cumplan unos estándares corporales poco realistas, lo que puede contribuir a la insatisfacción corporal o, incluso, a trastornos alimentarios. Volvamos sobre el hecho de que, cuando la mayoría de las mujeres hablan de su cuerpo ideal, lo que están idolatrando es su cuerpo adolescente, literalmente el cuerpo de una niña. Esto nos lleva a querer encogernos constantemente para que nos quepan los vaqueros de la secundaria, pero, ¡noticia de última hora!: eras una niña y ahora eres una adulta culona. Tus caderas probablemente son más anchas y eso está bien.

Y no podemos dejar de mencionar cómo este estrés de intentar ajustarnos a los estándares culturales de belleza y pureza puede ser un factor importante en el desarrollo de trastornos alimentarios como la anorexia, la bulimia o el trastorno por atracón. Los desórdenes alimenticios suelen ser secretos por naturaleza y, en una cultura que hace hincapié en la pureza y el control, admitir una "pérdida de control" debido a los hábitos de comer en exceso puede sentirse como un tabú y causar más angustia emocional. Si estás interesada en aprender más sobre la conexión entre la cultura de la pureza y el trauma religioso, y cómo conduce a los trastornos alimenticios, Gloria, de Nalgona Positiva, es un recurso increíble. Recomiendo encarecidamente leer su material y asistir a sus seminarios web.

Ahora, sé que todo esto fue difícil de leer, muy duro. Para muchas de nosotras, yo incluida, llegar a un acuerdo con nuestra parentificación, cómo ponemos de último nuestras necesidades y el marianismo, es demasiado. Amo a mi padre y a mi madre, a cada una de las oportunidades que me brindaron porque dejaron su país y todo atrás para darme una vida mucho mejor que la suya mejor que la suya y así lo hice. Por eso y por más estoy eternamente agradecida, pero no significa que no esté luchando por encontrar la autorrealización o que el marianismo y la cultura de la pureza no me hayan jodido.

Mi hija y mi hijo son mi VIDA y sé que la única manera de cuidarles es cuidando de mí, porque no puedo servir de una taza vacía, pero la culpa de ser madre es real. Cuando era niña, mis padres a veces nos gritaban a mis hermanos y a mí, y yo no era capaz de entender por qué lo hacían. Se sentía como muy cruel y cargado de ira, en lugar de que me explicaran lo que había hecho mal. Sabía que, cuando fuera madre, no quería confundir a mi hija e hijo gritándoles sin explicarles por qué. Ahora, como madre, intento ponerme a su nivel para entenderles y a veces también les grito. En lugar de ser dura conmigo misma por no ser perfecta, les hago saber cuándo me equivoco y les pido disculpas por mi comportamiento. He tenido que trabajar muy duro para desaprender las normas instituidas de ser mujer y madre. El deseo de ser perfecta es asfixiante y la necesidad constante de ajustarme a unos cánones de belleza que pretendían hacerme atractiva para un hombre es DEMASIADO, pero estoy intentando hacer lo necesario para deshacerme de ese tipo de expectativas.

Ahora que hemos aprendido cómo nos han condicionado a poner a las y los demás por delante de nosotras mismas, tenemos que intentar desprendernos de esas ideas y, en su lugar, centrarnos en nuestras necesidades.

Comprender tus necesidades

¿Cómo comenzamos las chulas como Carmen a entender nuestras necesidades? El primer paso es identificar la influencia del patriarcado en la manera como reconoces tus necesidades. A menudo, hacemos lo mejor que podemos con la información que se nos da y ponemos en práctica lo que nuestras familias nos han enseñado. Sin juzgar nuestra crianza, tenemos que cuestionarnos si ese tipo de pensamiento y esas tradiciones están siendo positivas. Un buen ámbito para ponerlo en práctica es con la comida. De verdad deberíamos hacerlo. Puede haber mucho estrés en torno a la comida, especialmente cuando es lo último en lo que pensamos. Fíjate en Carmen. Estaba tan entregada a ser una excelente madre, que no tenía tiempo para dedicarse a sí misma. No tenía en cuenta sus propios hábitos alimentarios, mientras que se preocupaba únicamente por los de sus hijos. Sentía que primero tenía que satisfacer las necesidades de ellos y luego podría ocuparse de sí misma, pero, cuando llegaba el momento de hacerlo, apenas le quedaba energía, así que se resignaba a tomar un batido. Como el batido nunca era suficiente para satisfacerla, también comía dulces a escondidas, un hábito que ocultaba porque la avergonzaba y era una conducta que no quería que sus hijos copiaran.

Se dio cuenta de que no deseaba continuar con esos comportamientos y transmitirlos a sus hijos. Se merecían —y ella también— una mejor relación con la comida. Si quería ayudarles a lograrlo, primero tenía que abordar sus propias necesidades y sanar su relación con ellas.

Cuando trabajé con Carmen, una de las primeras cosas que me dijo fue que era "adicta a la comida". Así explicaba el hábito de ir constantemente en busca de dulces. En el corazón de las inquietudes de Carmen con respecto a su adicción a los dulces, estaban sus necesidades insatisfechas. Contaba con la rápida explosión de sabor dulce y grato para experimentar algo positivo en medio de su estrés. La comida se convirtió en su herramienta de supervivencia.

La gente se suele etiquetar a sí misma como "adicta a la comida", cuando en realidad la utiliza para hacer frente al estrés y a la falta de límites que la hace sentirse agotada. En muchos casos, lo que tenemos que hacer primero con esa impresión de "adicción a la comida" es observar nuestras necesidades, identificar nuestra capacidad de enfrentar las situaciones, lo mismo que resolver nuestro hábito de querer complacer a los demás. Para personas como Carmen, tenemos que empezar por la forma en que nos tratamos a nosotras mismas como seres humanos. Cuando empieces a abordar tus necesidades, puede ser útil practicar la estrategia del "1 % de elevación". Por ejemplo, para alguien que se siente estresado y agotado, el 1 % de elevación puede ser…

- Dar prioridad a una merienda entre comidas, en lugar de avanzar a través de un día estresante sin combustible.
- Preguntarte qué ingrediente podrías añadir a una comida para hacerla más satisfactoria.
- Tomarte un descanso en medio de un día de trabajo estresante o de un momento ajetreado para salir a la calle, tal vez dar un paseo corto.
- Llena tu botella de agua y déjala en tu escritorio para cuando estás muy ocupada.

Adicción a la comida: ¿qué es lo que realmente entra en juego?

No, no eres adicta al helado ni a las papas fritas con salsa, pero estás enamorada de ellos. Esto ocurre, sobre todo, porque nunca te has permitido comerlos de forma constante y sin ataduras. Suele ocurrir cuando no has comido

Ubica tus necesidades | 229

en todo el día (probablemente porque has estado atendiendo las necesidades de otras personas) y ahora tienes delante esa comida de fácil acceso. De pronto, te encuentras comiendo rápidamente con una sensación casi de descontrol. Tal vez nunca hayas cultivado una relación con la comida y el azúcar simplemente por lo que son. Toda tu vida ha girado en torno a ser buena, quemar calorías y restringirte. Nunca se te ha permitido comer incondicionalmente, sin reglas y, chula, eso es jodidamente aterrador. Lo entiendo. Probablemente te sientes como si te estuvieras dejando llevar sin control.

Así es exactamente como se sintió Carmen cuando le pedí que empezara a comprar los alimentos a los que insistía en que era adicta. Temía perder el dominio de sí misma. Aunque hay publicaciones en las redes sociales de dietistas de alimentación intuitiva delgadas y blancas que prometen que este es el billete dorado hacia la libertad alimentaria, debo reconocer que da mucho miedo encontrarte en medio de un atracón de las galletas Oreo que compraste en la tienda. Recuerda esto: a medida que empieces a honrar tus necesidades, dedicándote tiempo y consumiendo comidas y meriendas equilibradas, este comportamiento puede finalmente disminuir.

Viendo la experiencia de Carmen, quiero recordarte que evites caer en la trampa del "¡a la mierda con esto!", que es el sentimiento de todo o nada. Es decir, o te comes todas las galletas o dejas de comprarlas por completo. Me encuentro con chulas que me dicen que dejar de controlar su comida (o lo que llaman alimentación intuitiva) no "funcionó" y mandaron todo al carajo, que es justo lo que pasó con Carmen.

230 | LA ANTIDIETA PARA LATINAS

Quizá pasaste de un extremo al otro. Oscilaste tu péndulo de un lado (dietas restrictivas) al otro ("a la mierda, ¡voy a volverme loca!"). Si aún no te has dado cuenta, los extremos ni son saludables ni son buenos.

Queremos que nuestro péndulo esté siempre en el medio. Que nunca oscile hacia los extremos. La vida transcurre en el medio. Algunos días no comes muchos vegetales, pero en otros, todo lo que comes son vegetales. Algunos días tomas un poco más de azúcar añadido de lo habitual; otros, puede que no tomes nada. Vives la vida en equilibrio, en el medio, sin sudar la gota gorda. Probablemente te preguntes, ¿cómo coño lo consigo, Dalina? ¡Necesito equilibrio! La respuesta es: creando habituación.

Habituación alimentaria

La habituación a la comida se produce cuando la exposición repetida a un determinado alimento disminuye la respuesta fisiológica y emocional ante él. Básicamente, cuanto más acceso tienes a él, más control tiene ese alimento sobre ti. Una vez escuché a Evelyn Tribole, cofundadora de la alimentación intuitiva, hablar de esto en un pódcast. Piensa en la habituación como piensas en el amor o en estar enamorado. Cuando conoces a alguien por primera vez, los corazones palpitan desbocados, tu estómago se llena de mariposas y todo lo que quieres hacer es estar con esa persona. Una vez que sueltas esa palabra con "a", ¡uf! ¿Hay algo mejor que oírle decir "te amo" a quien amas? Es literalmente como una droga. Tu mayor deseo es estar con esa persona y decirle "te amo" un trillón de veces. Después de un tiempo, el amor está ahí, pero no tienes que decirlo veintisiete veces por hora. Puedes pasar días sin decirlo y sabes que la amas. Habituación.

He aquí algunas formas de empezar a crear hábito alimentario:

- **Permítete comer.** Esto no significa que te vayas a comer cinco donuts de una sentada porque, entonces, ¿para qué? Probablemente te sentirás mal. Probablemente te dolerá el estómago y te sentirás como basura, ¿y qué sentido tiene eso? Necesitas recordarte a ti misma que, como adulta, una que está en su etapa de "señora", puedes beber tu cafecito y comer una dona sin culpa.
- **Recuerda que siempre puedes regresar por más.** Cuando comencemos el proceso de habituación y tengas los alimentos cerca, recuerda que siempre puedes regresar por más. No, no necesitas comerte los cinco donuts, pero si después de una quieres otra, puedes. O quizá decir: no, estoy bien. Pero si dentro de cinco minutos quieres otra más, ¿quién te lo va a impedir? Eres adulta, puedes comerla. Siempre puedes, solo que no hasta el punto de sentirte mal o enferma. ¿Ves la diferencia? Y si realmente sientes que estás fuera de control, busca ayuda profesional ya que puede ser un signo de trastorno alimentario.
- **Añade nutrición.** Hablamos de MyPlate y de cómo es una comida completa. ¿Quién dice que una dona o un pan dulce no pueden ser parte de una comida? Una dona o un pan dulce por sí solos son una gran

cantidad de carbohidratos simples que tu cuerpo consumirá rápidamente. En su lugar, ¿por qué no añadir proteínas y fruta? Haz una comida completa. Si haces esto, no sentirás tanta hambre como para querer más donas, porque estarás satisfecha y llena. Si decides comer esa dona como merienda rápida, sabes que comerás en una o dos horas y no sientes la necesidad de añadir nutrientes, tampoco pasa nada. No todas las comidas tienen que ser completas, solo tienes que saber que tendrás más hambre antes. Como regla general, pregúntate siempre: ¿puedo añadir algo nutritivo? Y TÚ decides si quieres hacerlo.

En última instancia, Carmen tenía que abordar primero sus necesidades. Lo que requería no era dejar de comprar los alimentos a los que era "adicta". Necesitaba reconocer por qué recurría a esos mismos alimentos una y otra vez. Porque eran fáciles y cómodos y, al final de un largo día de hacer de todo por sus hijos, no lograba reunir la energía para hacer más que eso para sí misma.

RESUMIENDO: Es importante reconocer que existen sistemas que crean barreras para que nuestra comunidad satisfaga nuestras necesidades generales, tanto fuera como dentro de nuestra cultura. Hemos sido condicionadas por la cultura del marianismo para poner las necesidades de los demás primero que las nuestras, pero eso se acaba ya. Vuelve a enfocarte en lo que necesitas y dedícate tiempo a ti misma. La clave es crear hábito. Trabajar con personas que te ayuden a encontrarlo es fundamental. No se trata de darte rienda suelta a lo loco. Ciertamente, puedes comer, comer lo que te gusta, permítete hacerlo, pero si eso te lleva a darte atracones y perjudica tu salud, eso no es hacer las paces con la comida.

Práctica chula:

1. Tómate hoy 5 minutos para ti: ¡haz algo que te alegre! Por ejemplo:
2. Dar una vuelta a la manzana
3. Regar las plantas
4. Pararte bajo el sol
5. Escuchar tu canción favorita
6. Preparar tu merienda favorita
7. Coger un libro para colorear y COLOREAR
8. Comprar un alimento que realmente te guste (aunque te dé miedo tenerlo en casa) y usarlo para acompañar una comida o una merienda

8

LLÉNATE SEGÚN TU HAMBRE Y TU SACIEDAD
Historia de Chula: Valentina

Valentina es una profesora que se autodefine como dueña de un cerebro "neuropicante", que desempeña un trabajo académico tradicional. A Valentina le diagnosticaron TDAH ya adulta, lo que le pareció tanto una confirmación de sus síntomas como una confusión para su identidad. Valentina se unió a mi Chula Club porque tenía problemas de falta de energía, estrés y la costumbre de pasar horas sin comer. No podía "sentir hambre" y, en general, tenía dificultades para hacer la comida. Para poder realizar su trabajo, tomaba una medicación que disminuía sus señales de hambre y descubrió que, con frecuencia, prefería una comida específica (su comida de "hiperfijación", como dicen las chicas) para odiarla semanas después. Me di cuenta de que tenía problemas para entender cómo escuchar su hambre y su saciedad.

Tanto el hambre como la saciedad son aspectos esenciales del ser humano. El hambre significa literalmente que estás viva y que tu cuerpo requiere energía, es decir, calorías. Significa que tus niveles de azúcar en sangre han bajado y que tu cuerpo necesita más energía (glucosa) para movilizarte a lo largo del día, pero la cultura de las dietas nos ha enseñado que tener hambre está mal porque, ¡chica, acabas de comer aire! ¿Cómo puedes tener hambre? Tanto el hambre como la saciedad parecen darles escalofríos a algunas personas y yo estoy aquí para quitarles ese miedo.

Para esto, utilicemos la escala del hambre:

Seguro que ya has oído hablar de la escala del hambre porque la gente la utiliza como dieta. Te dicen, come cuando tengas hambre y detente cuando estés llena. La verdad es que es una mierda porque el 99 % de ustedes ni siquiera sabe cuándo tiene hambre o está llena, y puede conducirte al ciclo de restricción/atracón. En su lugar, utilizaremos esta escala como una forma de guiarte a través de algunas sensaciones y señales que te ayudarán a reconectar con tu hambre y tu saciedad.

Nivel de hambre o saciedad	Qué significa	En la práctica real	Manejo
Nivel 1 - Hambre dolorosa	Tu nivel de azúcar en sangre ha bajado tanto que tu cuerpo te envía señales de dolor para llamar tu atención. Normalmente, ocurre en forma de dolor de cabeza o, incluso, de estómago.	No deberíamos sentir dolor cuando tenemos hambre, pero nos han condicionado a pensar que comer menos es más y que el hambre es mala, por lo que nos hemos desconectado de nuestras señales. A veces, el dolor es la única forma que conoce el cuerpo de enviar una señal.	Respira hondo, detente. Ve a comer algo.

Nivel de hambre o saciedad	Qué significa	En la práctica real	Manejo
Nivel 2 – Hambre rabiosa	Hipoglucemia, término clínico. Significa que tus niveles de azúcar en sangre han bajado mucho, están probablemente a 60, y tu cuerpo tiene HAMBRE RABIOSA. Tu cuerpo necesita energía lo antes posible.	No eres tú misma cuando tienes hambre. Ese anuncio de Snickers no mentía, pero esta hambre no es normal. Es primitivo. Tu cuerpo necesita energía rápidamente y esa energía es azúcar. No te apetecerá un batido de col rizada, querrás algo que te dé energía rápidamente y sin ton ni son. Buscarás la comida más azucarada que encuentres y comerás. Comerás hasta saciarte.	Ahora, aquí es donde muchas de ustedes piensan que comienza el hambre. No es así. El hambre comienza antes de esto. Esto es cuando has esperado demasiado. No queremos llegar hasta aquí. Así que recuerda, ¡deberíamos comer cada 3-4 horas para asegurarnos de que nuestro cuerpo tiene energía!

Nivel de hambre o saciedad	Qué significa	En la práctica real	Manejo
Nivel 3 - Hambre	Cuando el hambre aprieta.	Es la sensación de hambre que sentimos. El estómago empieza a rugir, puede que te sientas cansado. Sin embargo, esto no es sed. No confundes el pis y la caca, ¡entonces no confundas el hambre y la sed! La línea que separa los niveles 2 y 3 puede cruzarse rápidamente.	Aquí es donde muchas de ustedes beben agua porque la cultura de la dieta se los dice: no tienen hambre, tienen sed. Entonces bebes agua, expandes tu estómago diciéndole que viene comida y te sientes lleno. Esencialmente engañas a tu cuerpo para que no te envíe señales de hambre, así que no comes y 15-30 minutos más tarde, cuando el agua sale, tu cuerpo está como ¿qué carajo? Ahora tienes HAMBRE RABIOSA y ya sabes lo que pasa entonces.

Nivel de hambre o saciedad	Qué significa	En la práctica real	Manejo
Nivel 4 - Siento que ya puedo comer	Los primeros síntomas verdaderos del hambre.	Aquí es donde empieza realmente el hambre. Es cuando debes empezar a prepararte para comer. Puede que notes que no consigues escribir bien la última frase del correo electrónico porque no logras concentrarte. O que te pasan por la cabeza pensamientos sobre comida. O que los olores se intensifican. O que estás salivando. Básicamente, estás cansada, tu energía está bajando.	Ahora es cuando sé que agarras el cafecito porque no puedes concentrarte, apagando efectivamente las señales de hambre. Pero, chula, no es el momento de hacer eso porque tendrás hambre y ya sabes lo que ocurre. Tómate un descanso, termina el correo electrónico. Pide la comida o empieza a calentarla. Prepárate para comer. Serás más productiva si comes.
Nivel 5 - Relajado, sin hambre ni saciedad	No hay señales de hambre o saciedad. Solo relajada.	Cuando no sientes nada o acabas de comer hace unas horas y tienes cero sensaciones en la barriga. O has comenzado el proceso de comer, el hambre ha cesado, pero no estás llena.	Esto es entre horas. Aquí es donde el hambre práctica entraría en acción si fuera necesario. Hablaré otro poco sobre el hambre práctica más adelante en este capítulo.

Nivel de hambre o saciedad	Qué significa	En la práctica real	Manejo
Nivel 6 - El estómago se siente lleno, pero no satisfecho.	Estás llena, pero no satisfecha.	Es cuando estás comiendo y empiezas a sentirte llena. No has terminado de comer, puede que solo lleves unos bocados, pero no estás completamente llena y, definitivamente no estás satisfecha.	La mayoría de las dietas te dicen que pares aquí. Esta es probablemente la razón por la que nunca te sientes llena: realmente no lo estás. Detienes el proceso de alimentación antes de obtener todas las calorías y la energía que necesitas. No estás satisfecha y esto puede ser contraproducente. Esto también puede ocurrir cuando paras porque comiste algo que no era una bomba. Es decir, comiste porque lo tenías cerca, pero no te satisfizo. Eso está bien, no toda la comida va a ser increíble y tendrás comidas sosas, en las que estarás llena y no satisfecha, pero puede que más tarde te encuentres deseando esa satisfacción.

Nivel de hambre o saciedad	Qué significa	En la práctica real	Manejo
Nivel 7 - El estómago se siente cómodo y satisfecho.	Estás llena y satisfecha.	Estás llena y satisfecha. Misión cumplida.	Sin notas, estás bien. La comida estuvo estupenda. Estás cómoda. Te sientes tranquila. La vida es buena. Aquí es donde normalmente dejamos de comer.
Nivel 8 – Solo un poco demasiado llena.	Te sobra un poco de plenitud.	Comiste un poco más allá de la saciedad porque te has comido el postre o los últimos bocados.	Esto es cuando comes un poco más allá de la saciedad porque solo te quedaban dos bocados y esa mierda estaba tan buena que estabas loca por terminarla. Estás más que llena, pero no te sientes incómoda. Esto es compartir un postre con las y los amigos, o ir a tomar un helado después de comer en una cita. ¿Te equivocas por comer más allá de la saciedad? ¿Sucede a menudo? Sí. Vivir la vida significa que tendrás estos bellos momentos con la comida y eso está bien.

Llénate según tu hambre y tu saciedad | 243

Nivel de hambre o saciedad	Qué significa	En la práctica real	Manejo
Nivel 9 - Una especie de necesidad de desabrocharse los pantalones.	Estás llena nivel Acción de Gracias.	Has comido demasiado y necesitas desabrocharte los pantalones.	Todas conocemos esta sensación. Te sientes incómoda y sobrepasada. ¿Estás mal? No, pero si estás constantemente comiendo a nivel hambre rabiosa, estarás aquí muchas veces y pensarás que esto es un lleno normal. No lo es.
Nivel 10 - Extremadamente incómoda	Estás dolorosamente llena.	Tienes dolor de estómago o quizás diarrea.	No queremos esto. Comer nunca debería ser doloroso. Esto es el extremo. La otra punta del espectro. ¿Sucederá? Tal vez. ¿Deberías sentir culpa y vergüenza? No. Trabaja para averiguar por qué este es tu nivel de plenitud y busca ayuda. No tienes por qué hacerlo sola.

244 | LA ANTIDIETA PARA LATINAS

Ahora te darás cuenta de que el hambre y la saciedad van y vienen. No es una ciencia exacta. No usarás esto como una dieta y luego me dirás: "¡Dios mío, que buena soy, siempre como cuando tengo hambre y paro cuando estoy llena!". Eso no es realista ni práctico, especialmente si eres como Valentina.

Hay días en los que tendrás hambre. Otros en los que comerás más allá de la saciedad. Habrá días en los que no tendrás nada de hambre. Habrá días en los que el desayuno será soso, el almuerzo será una bomba y la cena estará bien. Aprenderás a vivir, no a tachar esos números. Aprenderás a conectar con tus señales para poder disfrutar de la comida.

Ahora bien, el hambre no siempre es tan sencilla. Al fin y al cabo, somos humanas y, a veces, hay que comer, incluso si no tienes hambre o si estás teniendo un día jodidamente duro y sientes que ese helado te hará sentir mejor. O quizás estás en una fiesta y tu tía favorita ha hecho tu postre preferido, así que decides comer un poco. Todo esto es normal. Ese placer por la comida es lo que nos hace humanas.

Hay diferentes tipos de hambre que creo que es importante mencionar porque, a veces, podemos confundirlos entre sí y no saber realmente lo que queremos en ese momento. Creo que si somos capaces de nombrar qué tipo de hambre estamos experimentando, estaremos en mejores condiciones de abordar el problema.

Tipos de hambre:

- **Hambre física:** ¿Conoces esa sensación de cuando tu estómago comienza a rugir? Es tu cuerpo diciéndote: "¡Eh, necesito combustible!". El hambre física es como ese primo que llega a tiempo, sin drama. Te avisa, como un rugido de estómago o, incluso, un pequeño cambio de humor. No la ignores; aliméntala con algo de amor y nutrientes. No querrás llegar a la fase de hambre rabiosa, ¿verdad?

- **Hambre emocional:** El hambre emocional es esa amiga tramposa que te hace sentir que tienes que comer ese pastel de chocolate, así como ¡ya! Pero, chula, el hambre emocional es una diva, quiere lo que quiere y, normalmente, lo quiere ahora mismo. Se trata de esos sentimientos, ¿sabes? Tal vez estás estresada, tal vez estás triste o, ¡hey!, tal vez incluso estás feliz. Aquí es donde tienes que hacer una pausa. No queremos que anestesies esas emociones difíciles con comida. No estoy diciendo que no te comas la tarta, pero debes saber qué te está llevando a comer ese pastel. ¿Estás anestesiándote o estás usando la comida para sobrellevarlo? Esto es completamente normal. Hablaré un poco más de ello en el próximo capítulo.

- **Hambre social:** El hambre social es esa tía carismática que te convence de comerte un tamal más, aunque ya estés llena. Estás en una fiesta o en una reunión familiar y todo el mundo está comiendo, así que sientes que tú también deberías hacerlo, pero está bien decir "no, gracias", si no quieres. Comer en un entorno social es algo hermoso, pero hazlo a tu manera. Disfruta de la compañía, el chisme y la comida, pero escucha a tu cuerpo, no a la multitud. Porque puedes decir que sí y puedes decir que no. Haz lo que sea mejor para ti.

- **Hambre práctica:** Es como si tu abuela te dijera que te pusieras un jersey porque luego va a hacer frío. Como si comieras ahora porque sabes que no vas a poder hacerlo más tarde. No tienes mucha hambre ahora, pero estás siendo inteligente y planificando con antelación. Si luchas con una situación como la de Valentina, honrar el hambre práctica es ser proactivo. Llevar una barrita de proteínas o una merienda en el bolso es como llevar un jersey por si tienes frío. Así que adelante, prepárate ese sándwich antes de tu larga reunión, o come algo antes de hacer esos recados. Créeme, tu yo del futuro te lo agradecerá.

La saciedad es compleja y, como he explicado antes, fluye y refluye. No hay una forma correcta o incorrecta de sentir hambre o saciedad, pero veo cómo muchas gente chula no saben de qué manera estar cómodamente llenas o no pueden diferenciar el tipo de saciedad que están experimentando.

Tipos de saciedad:
- **Plenitud física:** Como dije arriba, aquí es donde sientes esa expansión física del vientre y estás llena.
- **Saciedad emocional:** Cuando comemos emocionalmente y lo utilizamos como herramienta, nos sentimos "llenas" cuando nos sentimos mejor. Más sobre esto en el próximo capítulo.
- **Llenura social:** Es cuando utilizas señales sociales para dejar de comer. Tal vez estás cenando con amigos, todos los comensales han terminado su comida

Llénate según tu hambre y tu saciedad | 247

y tú todavía tienes un montón en el plato, pero notas que te miran para que te des prisa y puedas ir al bar después. Al sentir la presión, decides parar, aunque no estés físicamente llena. Esto es algo que, por desgracia, ocurre a menudo y puede ser contraproducente si no comes lo suficiente.

Hay muchas cosas que pueden interferir en nuestra saciedad y alterar nuestras señales. Pregúntate si comes lo suficiente en total. ¿O estás haciendo dieta en el clóset? Algunas personas intentan saciarse con barritas Fiber One y alimentos dietéticos y bajos en calorías. Cuando comes tanta fibra, tu vientre se expande y tienes la sensación física de saciedad, pero no estás ingiriendo suficientes calorías. Esto hará que sientas hambre más rápidamente e, incluso, que te des un atracón porque no estás suficientemente alimentada.

¿Sigues constantemente la saciedad social cuando sales con amigas y amigos, comes poco y comes ensaladas sosas porque las y los demás están a dieta y luego llegas a casa y te comes un tubo de galletas Oreo? Todo esto afecta nuestras señales. Muchas de nosotras hemos ignorado sus señales durante tanto tiempo, que nuestras señales de hambre y saciedad dejan de intentar llegar a nosotras[xi].

[xi] Esta es una analogia que me compartió una chula y creo que es perfecta para ilustrar la importancia de escuchar realmente nuestras señales. Si "ghosteaste" a alguien, no esperes que regrese. Es importante tener una buena relación con nuestras señales.

Regulación hormonal del hambre y la saciedad

El sistema endocrino desempeña un papel fundamental en la regulación del hambre y la saciedad, a través de la interacción de varias hormonas y señales neuronales.

Las comparto contigo porque siempre verás a un *influencer* hacer la conexión entre tus hormonas y tus dificultades de salud y peso. Quiero que te eduques y no tengas miedo. Una advertencia importante: si padeces una condición que afecta a una hormona específica, tendrás que seguir las recomendaciones de tu médico para tu caso. La nutrición no puede hacer que tu cuerpo produzca una hormona una vez que ha dejado de hacerlo (por ejemplo, si tu cuerpo necesita insulina, la medicación para la hormona tiroidea es un tratamiento apropiado y necesario).

Estas hormonas trabajan juntas para ayudarnos, pero solo funcionan correctamente si comemos lo suficiente porque pueden dispararse cuando nos alimentamos poco y nos restringimos. Tu cuerpo es inteligente y su único objetivo es sobrevivir, así que, en lugar de temer al hambre y la saciedad, tenemos que aprender a conectar con ellas y escuchar a nuestro cuerpo y sus necesidades.

- **Grelina:** la hormona del hambre indica al cerebro que es hora de comer.
- **Insulina:** regula el azúcar en sangre y también señala la saciedad o plenitud.
- **Leptina:** producida por las células grasas, contrarresta la grelina y señala la saciedad.
- **GLP-1 (péptido 1 similar al glucagón):** su principal función es estimular la secreción de insulina e

inhibir la de glucagón, limitando así los cambios de azúcar en sangre antes y después de las comidas.

- **PYY (Péptido YY):** liberado después de comer, actúa reduciendo el apetito.
- **Colecistoquinina (CCK):** producida por los intestinos, ayuda a señalar la saciedad y ralentiza el vaciado gástrico.
- **Cortisol:** la hormona del estrés puede influir tanto en el hambre como en la saciedad, fomentando la alimentación emocional y los antojos de alimentos ricos en calorías.

Honestamente, escuchar a nuestros cuerpos puede ser muy difícil cuando estamos tratando de establecer límites en torno a nuestra hambre y saciedad en los hogares latinos, en donde hay tantos miembros de la familia que les gusta meterse en nuestros asuntos acerca de lo que estamos comiendo. Valentina tuvo problemas con esto después de empezar a hacer comidas más pequeñas y frecuentes para ayudar a su cerebro con TDAH. Una vez, mientras visitaba a su familia, Valentina planificó comer una merienda equilibrada cerca de las cinco de la tarde, sabiendo que su familia había programado una cena a las ocho de la noche. Cuando su madre la vio comiendo, le preguntó: "¿Qué haces? ¡Cenamos a las ocho de la noche!". Esto era frustrante para Valentina porque estaba esforzándose para controlar su hambre y su saciedad. Valentina aprendió, trabajando tanto con su terapeuta como conmigo, que en esos momentos podía empoderarse para establecer límites con su familia.

250 | LA ANTIDIETA PARA LATINAS

Creo que una buena forma de empezar a establecer límites efectivos es acudir a un terapeuta. Hay muy buenos especialistas, que enseñan a establecer esos límites.[xii]

No sé ustedes, pero "límites" es una palabra en español que no tiene sentido para mí. "Poner límites" para mí no traduce correctamente lo que sería *boundaries* en inglés, pero supongo que tendremos que aprender a "poner estos límites" de todas maneras.

La próxima vez que estés en una reunión familiar y te ofrezcan comida que no quieres, te insto a que comuniques tus límites a tu familia. Hay una forma de hacerlo que es, a la vez, compasiva y firme. Dicho esto, también me gustaría dejarte algunas frases que puedes utilizar:

Muchas gracias por ofrecerme este flan, la verdad es que estoy muy lleno/a y si me lo como me voy a sentir incómodo (a). Déjeme esperar un poco antes de comérmelo o me lo llevaré a casa. No quiero sentirme mal y prefiero disfrutar mi tiempo aquí.

¡WOW, gracias por prepararme mi platillo favorito! La verdad es que estoy bastante lleno (a), porque comí hace poco y realmente quiero disfrutarlo. Ya sabes que este plato me encanta. Déjame comerlo cuando tenga hambre.

Cuando utilizas frases con "yo", les haces saber cómo te sientes y que no se trata de ellas o ellos ni de su increíble comida, sino de que tú no quieres sentirte incómoda. En nuestra cultura, la comida es nuestro lenguaje

---

[xii] Unas de mis terapeutas favoritas para aprenderlo son: María Sosa (@holisticallygrace) y la doctora Mariel Buque (@dr.marielbuque).

del amor, pero tampoco queremos ser unas malcriadas; por lo tanto, un "no" con frecuencia no será suficiente. Explica cómo te sientes y recuerda que los límites se los pones tú a las demás personas. Ellas elegirán si quieren respetarlos, pero ese no es tu problema. Cúmplelo y sigue adelante.

Sé que todo esto es mucho para asimilar y quiero que vuelvas a este capítulo tantas veces como necesites. Establecer límites con nuestra familia puede ser difícil, pero todo es en nombre de escuchar a nuestros cuerpos y lograr una salud auténtica.

Quiero que recuerdes que comer es autocuidado. Es más, es el acto supremo de autocuidado. Eres tú diciéndole a tu cuerpo que está a salvo, que lo estás cuidando y que lo estás escuchando. Valentina tuvo que aprender eso y todavía lo está aprendiendo, aunque ella toma medicamentos que afectan su apetito, valora sus necesidades energéticas y el camino que ha tenido que recorrer para satisfacerlas. Es algo que debemos practicar cada día.

> **RESUMIENDO:** Comer cuando tienes hambre y alimentarte hasta saciarte puede ser complicado, pero se trata de satisfacer tus necesidades. Tus hormonas no están rotas, necesitan energía para funcionar. Una forma clave de honrar tu hambre y tu saciedad es estableciendo límites con quienes te rodean y contigo misma.

Práctica chula:

1. Practica la conexión con el hambre y permite que tu cuerpo perciba otras sensaciones.
a. Camina por la hierba sin zapatos. Siente la hierba, siente la conexión con el suelo.
b. Túmbate durante cinco minutos, con un temporizador, y simplemente date golpecitos en la cara, en el vientre, en los hombros, conecta con las sensaciones.
2. Prueba a comer con conexión. No hace falta que te distraigas por completo, pero come con la intención de conectar con lo que tu cuerpo necesita.
3. Practica frases con "yo". Escríbelas en tus notas del teléfono o envíaselas por SMS a alguien de confianza. No estás siendo malcriada por establecer límites. Crearlos debería hacerte sentir mejor.

"La comida es amor y sí, puedes hacerle frente".

9

ACEPTA TUS EMOCIONES
Historia chula: Emily

Emily tiene 35 años y es agente inmobiliaria. Se unió a mi grupo porque siempre se daba atracones. Se sentía fuera de control en torno a la comida y se autoetiquetó como "adicta a la comida y comedora por estrés". Quería solucionarlo y dejar de comer emocionalmente. De modo que empecé a hacerle preguntas.

Emily creció como puertorriqueña de primera generación. Sus padres tenían varios trabajos y, como hija única, se quedaba sola muchas veces, y tenía que valerse por sí misma. Sus padres le dejaban dinero para la cena y le decían que pidiera comida y la partiera a la mitad para que pudiera tener algo que llevarse a la escuela al día siguiente. Así, Emily creció partiendo todo lo que comía a la mitad. De adulta, cada vez que comía, por mucha hambre que tuviera, comía solo la mitad. A menudo, se encontraba "comiendo" a lo largo del día o "pastando". Trabajaba vendiendo propiedades y, a menudo, estaba enseñando casas o cumpliendo plazos, por lo que su alimentación no era muy constante. Cuando llegaba a casa, se servía un vaso de vino y empezaba a cocinar (le encantaba cocinar, le era terapéutico) y, mientras cocinaba, se encontraba picoteando, bebiendo y comiendo. Al final, se sentaba frente al

256 | LA ANTIDIETA PARA LATINAS

televisor para relajarse, se comía toda la comida y aun se le antojaba el postre. Se sentía totalmente fuera de control, como si se estuviera dando un atracón. Se unió a mi grupo de miembros y se definió como comedora compulsiva, comedora por estrés y comedora emocional.

Si esto te suena de alguna manera conocido, quiero que sepas que no estás sola. Utilizamos mucho las palabras "comedora compulsiva", "comedora estresada" y "comedora emocional", y necesitamos hablar sobre ellas. El trastorno por atracón (BED, por sus siglas en inglés) es un trastorno alimentario grave. Que comas mucho de una sentada no significa que tengas un TPA; creo que es muy importante que lo entiendas. La Asociación Americana de Psiquiatría (APA) define el trastorno por atracón como incidentes recurrentes de ingesta de una cantidad importante de alimentos en un periodo corto de tiempo, con episodios marcados por sentimientos de falta de control, culpa, vergüenza o asco. Puede que las personas se den los atracones solas para ocultar su comportamiento. Este trastorno va asociado a una marcada angustia y debería producirse al menos una vez a la semana en más de tres meses.

Hay una diferencia entre una afección grave como el TPA y que comas más allá de la saciedad unas cuantas veces a la semana. Es posible que tú, chula, solo tengas hambre rabiosa. Tienes hambre rabiosa porque no has comido lo suficiente en todo el día. Tienes antojo de azúcar porque no has comido suficientes carbohidratos en el día. Comes por estrés o emocionalmente, porque has estado aguantando el hambre todo el día y ahora que llegaste a casa y te has relajado, el hambre por fin puede aflorar.

Acepta tus emociones | 257

Ahora, ¿recuerdas que hablamos de la escala del hambre? Si empiezas a comer cuando tienes hambre, vas a tener tanta hambre que lo más probable es que comas hasta una saciedad incómoda, ¿verdad? Pues bien, cuando nos anestesiamos emocionalmente con la comida, hacemos lo mismo.

La comida es consuelo, la comida es placer

Comer emocionalmente es normal y todas lo hacemos. Sin embargo, de manera frecuente está plagado de vergüenza y culpabilidad. Se considera el acto de consumir alimentos, en respuesta a una serie de estados emocionales, más que por hambre física. Ya sea por estrés, tristeza, soledad o, incluso, alegría, personas de todas las culturas y edades recurren con frecuencia a la comida para sentirse mejor, pero lo que veo más a menudo es que acaban adormeciéndose con ella. Esto sucede porque quizá no aprendimos a sentir nuestras emociones, así que, en lugar de eso, nos las comemos y actuamos como si nada estuviera pasando.

Volvamos a la historia de Emily. No solo creció comiendo de menos porque lo partía todo a la mitad (¡lo que la llevaba a estar siempre hambrienta a la hora de cenar!), sino que, además, nunca se permitió sentir emociones. Como creció criándose a sí misma y saliendo adelante sin ayuda de nadie (lo cual no es justo que una niña sola o cualquier persona adulta tenga que hacerlo), básicamente le enseñaron a aceptar y no sentir emociones. Tenía que ser fuerte y simplemente hacerlo. De nuevo, no hay absolutamente nada malo en ello y las invito a leer, si todavía

258 | LA ANTIDIETA PARA LATINAS

no lo han hecho, el libro *Para chicas fuertes de corazón tierno y piel canela: una carta de amor para mujeres de color*, de Prisca Dorcas Mojica Rodríguez. Es un libro increíble si quieres entender cómo a nosotras, como latinas, como comunidad latine, latine, latinx, nos han vendido un "sueño americano" basado en el mito de la meritocracia. Esto es algo que puede ser muy difícil de aceptar para nosotras, pero cuando nos damos cuenta, entendemos cómo nos afecta no solo en el trabajo y la mentalidad de apremio, sino también en la comida.

Luchamos contra las emociones todo el tiempo. Nos dicen que las ocultemos y que no sintamos. En el proceso, cerramos nuestras señales de hambre y pasamos a través de ellas. No se nos permite sentir nuestras emociones y cuando la mierda golpea la emoción, todo lo que sabemos hacer es comérnosla. No se nos enseña a sentir nuestras emociones de ninguna otra manera, sino adormecerlas con la comida. Lo hacemos porque la comida es memoria, es felicidad, es amor. Enfrentar la vida con comida es natural, anestesiarse con ella es complicado.

Sin embargo, esta tendencia natural a enfrentar las dificultades comiendo, suele verse de manera negativa. Es habitual oír que se describe el comer emocional como "falta de fuerza de voluntad", "debilidad emocional" o, incluso, como "una vía rápida para ganar peso". Todas esas etiquetas pueden crear un sentimiento de vergüenza o culpa, complicando aún más la relación de la persona con la comida y las emociones.

Los medios de comunicación contribuyen enormemente a perpetuar estos estereotipos negativos. Dominados por la cultura de las dietas y las tendencias de

Acepta tus emociones | 259

bienestar, los relatos de los medios de comunicación, a menudo, categorizan la alimentación emocional como un "mal hábito" que necesita "arreglo" o "control", intensificando así el estigma asociado con ella.

Piensa en cualquier comedia romántica o serie infantil que hayas visto. Cada una de ellas tiene una escena crucial en la que la o el protagonista tiene un día horrible, o pasa por una ruptura intensa y ¿qué hace esa persona? Se acerca al congelador, coge cuatro tarros de helado, grita y llora. Se embadurnan la cara de papas fritas y caramelos. Se sienten fracasados, sienten que han hecho algo moralmente reprobable y utilizan la comida para adormecer ese sentimiento, por supuesto que no de la forma más sana. Digo que no es saludable, porque esta persona no está tratando de resolver el problema, solo lo está adormeciendo con comida. Después de esta escena crucial, normalmente algún tipo de confidente les dice que tienen que salir de eso y concentrarse en sí mismas(os). A continuación, la persona soluciona el problema haciendo ejercicio, comiendo sano y "enderezando" su vida. Hemos enseñado a una generación de mujeres y hombres, que cuando tienen un mal día deben darse un atracón y que, cuando por fin arreglen sus vidas, serán supersaludables. No hay matices en esta representación de la comida como mecanismo de defensa. La comida es un mecanismo de afrontamiento normal; no se trata de apartarla completamente de nuestra vida. Se trata de aprender a no llevarla al extremo.

El papel de la comida como forma de apoyo emocional y social ha sido, por siglos, piedra angular de la civilización humana. Compartir una comida siempre ha sido algo más que comer; es un ritual que fomenta comunidad, nutre las

260 | LA ANTIDIETA PARA LATINAS

relaciones y proporciona apoyo emocional. Las culturas antiguas recurrían a los festines comunales no solo para celebrar las victorias, sino también para fortalecer el espíritu de comunidad en tiempos de dificultad. Del mismo modo, el acto de partir el pan ha sido un signo de paz, alianza y conexión emocional en muchas sociedades.

La comida también ocupa un lugar central en la mayoría de los acontecimientos emocionales importantes de nuestras vidas. Literalmente, no hay una sola cultura que no celebre con comida o llore con ella. Desde las bodas hasta los funerales, tenemos un plato para cada ocasión que nos alegra o nos ayuda a sobrellevarla, contando historias y ayudándonos a recordar. De mi propia cultura me viene a la mente la habichuela con dulce, que solo comemos en Semana Santa (*Easter*). En México, la celebración tradicional conocida como Día de los Muertos honra a las personas difuntas. Hay quienes viajan al cementerio para llevarles sus comidas favoritas, mientras que otros construyen un altar. Algunos de los principales alimentos que se pueden ver son: pan de muerto, tamales, pozole, calaveras de azúcar, atole y champurrado.

También hay festivales que marcan las estaciones o, incluso, las cosechas y que enfatizan la relación emocional que los seres humanos tienen con la comida. Durante estos festivales, la comida se convierte en algo más que un simple producto del trabajo comunitario; representa la esperanza colectiva y, a menudo, un sentimiento compartido de alivio y gratitud por la generosidad de la naturaleza. Comprender los contextos históricos y culturales en los que se inserta la alimentación emocional puede ayudarnos a apreciarla como una experiencia humana universal.

Deberíamos aprender a utilizarla como una herramienta que nos ayude, no como una forma de adormecernos y culpabilizar a otras personas.

Es fundamental reconocer que la alimentación emocional tiene una base biológica, lo que no se menciona frecuentemente cuando se habla de sus connotaciones negativas. Cuando comemos alimentos que nos gustan, sobre todo los ricos en hidratos de carbono o grasas, nuestro cerebro libera neurotransmisores como la serotonina, que actúan como elevadores naturales del estado de ánimo. ¿Recuerdas cuando dije que la comida es memoria? Esto es lo que quería decir: la comida está ligada a momentos y épocas felices; libera serotonina, que a menudo se denomina la hormona del "sentirse bien" y desempeña un papel importante en la regulación de nuestro estado de ánimo, nuestras emociones y nuestro sueño. Así que, cuando tienes un día duro y se te antoja un helado o el sancocho, tiene todo el sentido del mundo. Comer para sobrellevar las emociones no es un indicador de falta de fuerza de voluntad, es una respuesta biológica diseñada para hacerte sentir mejor y no, no tienes una adicción. Simplemente eres un ser humano.

Club "limpia tu plato"

El mantra "limpia tu plato" no es exclusivo de ninguna cultura, pero en la comunidad latine adquiere matices específicos teñidos por la tradición, la dinámica familiar y las nociones de respeto y gratitud. La comida es un elemento central de la cultura latina, a menudo símbolo de amor,

262 | LA ANTIDIETA PARA LATINAS

familia y comunidad. Las comidas no solo sirven para alimentarse, sino que son acontecimientos sociales en los que se refuerzan los lazos familiares. En este contexto, el acto de limpiar el plato no tiene tanto que ver con la comida como con honrar las manos que la prepararon. Dejar comida en el plato podría interpretarse como un rechazo al amor y al esfuerzo puestos en la comida y, por extensión, un desprecio hacia la familia.

Además, muchas familias latinas tienen raíces en países donde la escasez de alimentos es o ha sido una preocupación, donde desperdiciar comida no solo se ve como una falta de respeto, sino también como síntoma de postura privilegiada y desprecio por el valor de los recursos. Este trasfondo amplifica el significado de terminar la comida del plato, transformándolo en un acto que trasciende a la familia inmediata, y refleja cuestiones más amplias de sostenibilidad y respeto por el trabajo. La mentalidad de "limpia tu plato" se entreteje así, con complejas capas de historia, factores socioeconómicos y valores culturales profundamente arraigados.

Sin embargo, esta perspectiva también puede plantear retos en torno a la alimentación emocional y la imagen corporal, dado que rechazar la comida puede provocar tensiones familiares o verse como un acto de falta de respeto. En una cultura en la que la comida se equipara con el amor y la pertenencia social, el peso emocional que se otorga a los comportamientos alimentarios es especialmente elevado. Esto puede crear una relación compleja con la comida, que se cruza con el bienestar emocional de formas intrincadas.

Comprender la importancia cultural de limpiar el plato en la comunidad latine ofrece una visión más matizada de la alimentación emocional. Aunque esta práctica tiene sus raíces en tradiciones y valores significativos, su impacto en las elecciones individuales sobre la comida y la salud emocional puede ser complejo. Reconocer estos factores culturales puede ayudar a desarrollar un enfoque más compasivo y matizado de las discusiones en torno a la alimentación emocional, la dieta y la salud dentro de esta comunidad.

Supervivencia

Desde una perspectiva evolutiva, la alimentación emocional también puede considerarse un mecanismo adaptativo de supervivencia. Los primeros humanos que almacenaban mejor la energía en forma de grasa tenían más probabilidades de sobrevivir en condiciones duras en las que escaseaban los alimentos. La respuesta al estrés que llevó a nuestros antepasados a consumir más calorías, con el objetivo de prepararse para situaciones de "lucha o huida" sigue presente. Esto explica por qué cuando estábamos atrapadas en casa durante el COVID, adquirimos el hábito de hornear e incluso acaparar comida. No porque algo estuviera mal, sino porque desde una perspectiva de lucha o huida, nuestro cuerpo no tenía ni idea de lo que estaba pasando y quería sobrevivir. Si subías de peso, no fracasabas. Tu cuerpo te estaba protegiendo y asegurándose de que sobrevivieras.

Comer emocionalmente también puede considerarse una forma de autocuidado. En un mundo de mierda, agitado y loco, tomarse el tiempo de sentarse a comer algo que nos produzca alegría puede ser un acto radical de autocompasión y una forma de sentirnos seguras(os), como dije en el capítulo anterior. Si algo nos ha enseñado una pandemia mundial, es que las cosas pueden cambiar literalmente de un momento a otro y que siempre debemos tener compasión y cuidarnos. La clave está en no anestesiarse: estar plenamente presente en la experiencia de comer y saborear cada bocado mientras se resuelve el problema. Permitirte sentir las emociones y dejar que la comida te calme. Esto puede transformar una simple comida en un ritual profundamente reconfortante, mientras se encuentra cómo afrontar la situación.

Es importante recordar que, aunque la alimentación emocional es estupenda, no es una talla única. El objetivo no es sustituir una forma de gestión emocional por otra, sino ampliar el conjunto de herramientas. La alimentación emocional puede coexistir con otros mecanismos de afrontamiento como el ejercicio físico, los ejercicios de respiración profunda o hablar de tus emociones con amigos o consejeros. Es saber que puedes tener un día de mierda y querer helado, pero no tiene por qué ser el tarro completo. Pudieran ser unas bolas de helado y dar un paseo con un amigo para conversar sobre lo que te preocupa. Es preguntarte: ¿qué me hará sentir mejor en este momento? Y puede ser una combinación de varias cosas. El objetivo no es olvidar el problema, sino superarlo.

La importancia de la satisfacción en la alimentación

La importancia de sentirnos satisfechas con los alimentos que ingerimos suele pasarse por alto en los debates sobre la dieta y el bienestar emocional, sin embargo, desempeña un papel fundamental. La satisfacción no consiste simplemente en sentirse llena; abarca una sensación holística de placer, tanto físico como emocional. Desde los sabores que bailan en el paladar, hasta la reconfortante calidez que se extiende por todo el cuerpo con una comida casera, la satisfacción va más allá de la alimentación para llegar a necesidades psicológicas e incluso espirituales más profundas. Curiosamente, investigaciones[1] indican que, cuando comemos alimentos que nos satisfacen de verdad, los digerimos mejor. Los procesos digestivos del cuerpo están estrechamente relacionados con los centros del placer en el cerebro, optimizando la absorción de nutrientes cuando estamos satisfechos y relajados.

Esta idea encaja perfectamente con el concepto de alimentación emocional y cuestiona el estigma que la rodea. Comer por motivos emocionales puede ser una forma de autocuidado y, cuando se hace con atención, aumenta nuestra sensación de satisfacción y bienestar general. En una sociedad que, a menudo, convierte la comida en un arma —atrapada en la paradoja de promover banquetes festivos indulgentes mientras reprende la llamada alimentación emocional— aceptar la satisfacción puede ser un acto de empoderamiento personal.

Esto es especialmente cierto en entornos culturalmente diversos, como la comunidad latine, donde la comida no es solo un combustible, sino un tapiz de familia, tradición e identidad. En estos contextos, limpiar el plato no tiene tanto que ver con ajustarse a las presiones sociales, como con participar en una expresión comunitaria de amor y respeto. Para algunos de nuestros familiares, prepararnos la comida es su lenguaje del amor y pueden sentirse poco respetados cuando no limpias tu plato. Puedes utilizar los argumentos "yo" para preservar tus límites y, al mismo tiempo, ser empático con el sentir de tu pariente.

La comida tiene un significado y un valor más profundos en muchas de nuestras culturas, en comparación con la existencia acelerada, enfocada en el trabajo y orientada hacia los beneficios que tenemos en Estados Unidos. En consecuencia, esta es la mayor distinción que se me ocurre para explicar por qué la satisfacción adquiere un sentido tan importante y diferente al compararla con otras culturas.

Creo que gran parte de esto se debe a la satisfacción de tus necesidades. Cuando preparas comida que te satisface, te estás diciendo a ti misma que importas y que vale la pena atender tus necesidades. Valoramos los alimentos que ponemos en nuestra mesa como latines, porque proceden de un lugar de verdadera nutrición: cuidan de mi cuerpo y saben bien.

Parece difícil hacer esto dentro de la cultura de EE. UU., porque aquí se enfatiza la urgencia y se valora cumplir con las tareas rápidamente.[xiii] Podemos tener tanto la comodidad como la satisfacción, añadiendo nutrición (salsa fresca, cremas, tajín, etc.) para mejorar la experiencia de comer alimentos precocinados más fáciles de preparar para nuestras ajetreadas vidas.

[xiii] Un lugar donde podemos experimentar esto de primera mano es en los comedores escolares, donde el tiempo medio que una niña o un niño tiene para comer es de siete minutos porque valoramos más el trabajo y las notas que la nutrición y el juego.

Acepta tus emociones | 267

Cuando hablamos de alimentación emocional, en cierto modo nos referimos a frenar lo suficiente como para conectar con nosotras mismas. Esto es difícil de hacer cuando estás emigrando a un nuevo país, trabajando en varios empleos, criando a tus hijas e hijos, e intentando mantener un estilo de vida saludable.

Podemos abrazar la lentitud en nuestros satisfactorios platos culturales. Recuerdo a la gente que vivía en los barrios pobres de la República Dominicana, sin embargo, la comida siempre estaba disponible y al alcance de todas las personas. Me imagino a los hombres jugando al dominó en el colmado, a las señoras cotilleando y a las niñas y niños jugando en la calle. Aunque ahora las cosas son distintas, el equilibrio entre vida laboral y familiar no ha cambiado como en Estados Unidos. Mis padres me recuerdan que, en su país, sus amigos no están enfermos, que viven su vida. Sí, es anecdótico, pero creo que el mensaje es que allí la vida es más satisfactoria.

Chula, no te estoy diciendo que te vayas del país. Lo que te estoy diciendo es que añadas sabor y que valores la sazón. Que sepas que, incluso, en un momento breve cuando tienes prisa, aún puedes tomarte un segundo para añadir frescura, textura, sabor y nutrición. Esto nos brinda satisfacción. Podemos sacar lo mejor de lo que tenemos inspirándonos en nuestras culturas.

Reencuadrar la alimentación emocional

Es cierto que algunos de nuestros alimentos más satisfactorios y sabrosos pueden convertirse en fuentes de alegría,

268 | LA ANTIDIETA PARA LATINAS

así como de afrontamiento emocional. La alimentación emocional suele considerarse un comportamiento negativo, pero es esencial recordar que también puede ser una forma válida de autocuidado cuando se aborda con atención. La clave está en el equilibrio y la moderación. Si te das cuenta de que recurres constantemente a la comida como único mecanismo de afrontamiento, podría ser beneficioso diversificar las formas de gestionar el estrés y los trastornos emocionales. Esto no significa que tengas que renunciar al consuelo que puede proporcionarte la comida; más bien, piensa en ello como una ampliación de tus herramientas emocionales. Por ejemplo, puede que descubras que el ejercicio físico —ya sea una caminata a paso ligero, el trote o una sesión de yoga— puede ofrecerte una forma de alivio diferente, pero igual de eficaz. Las endorfinas liberadas durante la actividad física son capaces de mejorar tu estado de ánimo y proporcionarte sensación de bienestar.

Construir una sólida red de apoyo social es otra alternativa saludable. A veces, el acto de compartir tus preocupaciones o alegrías con otro ser humano puede ser increíblemente catártico. En los momentos en que sientas la tentación de recurrir a la comida reconfortante, considera la posibilidad de hablar con un amigo o familiar. Por supuesto, esto no quiere decir que no puedas disfrutar de un trozo de chocolate o de tu merienda favorita mientras hablas, el punto es evitar depender únicamente de la comida para controlar tus estados emocionales. Para aquellas personas que consideran que sus dificultades emocionales están afectando gravemente su calidad de vida, buscar la ayuda de profesionales de la psicología o consejería puede proporcionar estrategias de afrontamiento especializadas y un espacio confidencial para explorar problemas emocionales más profundos.

Otro consejo para una alimentación emocional sana es optar por alimentos que no solo satisfagan tus antojos emocionales, sino que también te aporten valor nutricional. No te estoy diciendo que hagas cambios ni que transformes en saludables tus postres o meriendas. Lo que estoy sugiriendo es reconocer que comer debido a tus emociones, no significa lo contrario de comer por nutrición. Elegir una pieza de fruta, un tazón de yogur o un puñado de frutos secos puede ofrecer tanto consuelo como nutrición. De este modo, estás atendiendo a tus necesidades emocionales, al tiempo que cuidas de tu cuerpo físico. No se trata de negar lo que realmente deseas, sino de tomar decisiones que te sirvan en múltiples niveles. Este no es el único consejo para comer emocionalmente ni la única forma de hacerlo, pero puede servirte para determinadas situaciones.

Habrá momentos (y lleva un tiempo entenderlo) en los que verás que la comida no tiene por qué tener un único propósito científico cada vez que la ingerimos. A veces, simplemente querrás un capricho sabroso mientras te sientas y te relajas en el sofá después de un largo día de trabajo. Hay bondad en ello y esta pausa para satisfacer tus necesidades en medio de un día ajetreado es la forma en que empezamos a sanar.

Si reconoces que comer emocionalmente forma parte de la experiencia humana y amplías tu repertorio de mecanismos de afrontamiento, podrás cultivar una relación más equilibrada y libre de culpa con la comida. Integra el ejercicio, el apoyo social e incluso la ayuda profesional

270 | LA ANTIDIETA PARA LATINAS

a tus estrategias de gestión emocional y descubrirás que la alimentación emocional es una de las muchas opciones de un enfoque holístico del bienestar.

Recordando la experiencia de Emily, ella empezó a mejorar su alimentación emocional cuando dio prioridad a detenerse para comer y a enfocarse realmente en el hambre práctica con su apretada agenda. Aprendió a no anestesiarse con la comida, sino a utilizarla como herramienta de autocuidado. Esto significaba que, a veces, "se comía sus sentimientos", pero también se acostumbró a prepararse la comida, a reducir el ritmo al comer y a añadir satisfacción a los alimentos que podía preparar con facilidad después de un ajetreado día de trabajo. Se trata de encontrar ese equilibrio.

RESUMIENDO: Comer emocionalmente puede ser una herramienta de autocuidado, pero primero debemos aprender a no anestesiarnos con ello. Vivir en el "ambos/y" implica entender que la vida será estresante y que aun así podemos utilizar muchas habilidades de afrontamiento para satisfacer nuestras necesidades.

Práctica chula:

Necesitas tener diferentes mecanismos de afrontamiento. No puede ser solo la comida, así que crea una lista de cosas que te ayuden a sentirte mejor. Piensa en las cosas que te guste hacer:

- ¿Qué puedes hacer para divertirte? ¿Colorear, bailar, cantar?
- ¿Diversión intelectual? ¿Rompecabezas, lectura?
- ¿Para confortarte? ¿Una manta con peso, un espectáculo cómico, un baño o una ducha caliente?
- ¿Movimiento? ¿Ejercicio?

Quiero que lleves esta lista contigo, en tus notas en el teléfono, en tu laptop, en un *post-it*, en cualquier sitio al que puedas acceder rápidamente durante esos días en los que te sientes terrible y necesitas sobrellevar la situación. Recuerda que el objetivo es superarlo, no reprimirlo. Sé que probablemente seas la MEJOR disimulando y dejando de sentir y, sinceramente, esto es lo que nos enseñan como mujeres, pero la verdad es que al hacerlo nos estamos haciendo aún más daño a nosotras mismas. Así que coge lápiz y papel y haz tu lista. ¡Deja de apaciguarlas y empieza a trabajar esas emociones!

10

VIVIR CON TODO EL SABOR
Historia chula: Mi mami

Esta última historia chula es para la persona que me enseñó a AÑADIR. Ya fuera sofrito, calabaza y hierbas, mi mami me enseñó la importancia de añadir y abrazar los alimentos con los que crecimos; una lección que he llevado conmigo como dietista. Aquí es donde entra en juego una vida llena de sabor. Se trata de añadir los sabores, la sazón y la nutrición que nos hace querer comer y sentirnos bien por ello.

Una vida plena de sabor consiste en hacer lo que se puede con lo que se tiene y, al mismo tiempo, cumplir con los objetivos de salud. No se trata de todo o nada. Se trata de personalizarlo para ti y tu familia. Cuando la gente piensa en "añadir", piensa en agregar verduras o polvos. En una vida llena de sabor, añadir puede ser en realidad bastante simple y este principio fue modelado en mi familia, cada día y en cada comida.

Nuestras comidas eran completas, por lo tanto, importantes y siguen siéndolo, pero son muy diferentes de lo que se estila en Estados Unidos. Para mi madre, un plato siempre tenía un almidón, una carne, judías y una ensalada. Lo que hacía que fueran comidas realmente completas era la atención que se prestaba a las salsas, las especias y el sabor.

Era más que nutrición; las comidas eran para experimentarlas y sentirlas. La comida era amor.

Cuando era adolescente, no iba al colegio en Semana Santa. Acompañaba a mi madre a los diferentes mercados, como Cousins (el supermercado latino de Filadelfia en los años 90), a buscar todos los ingredientes que necesitaba para los platos tradicionales que preparaba el Viernes Santo. La recuerdo eligiendo chayote, leche de coco y bacalao (siempre lo escogía fresco en la pescadería local). Aún la oigo regatear por el precio justo y los cortes perfectos.

El Viernes Santo es el día favorito de mi mamá para cocinar; le encanta este día. Nos levantábamos temprano y la acompañaba primero a la peluquería. Para el Viernes Santo, tu pelo "tenía" que estar impecable. A mí me lo alisaban y a mamá se lo batían. Después de la peluquería, nos íbamos a casa para que pudiera empezar a cocinar sobre las diez de la mañana.

Mi mami se sentía muy feliz de poder alimentar a toda la familia ese día. Nos reuníamos todas y todos en un mismo lugar a comer los platos que se preparaban únicamente para ese día. Según esa tradición, mi mamá preparaba arroz blanco, gandules, frijoles blancos, camarones al ajillo, pescado frito, pescado en coco, dos ensaladas y, por supuesto, habichuelas con dulce. La nutrición nunca fue el objetivo principal de la cocina de mi mamá. No controlaba cada nutriente que comíamos. Como muchos platos de todo el mundo, significaban mucho más que sus ingredientes individuales. Mi mamá diría que esa labor de amor tiene que ver tan solo con la familia.

Puede sonar raro decirlo, pero la casa, para mí, olía "dominicana". La bachata que sonaba en la cocina del

Vivir con todo el sabor | 275

pequeño *duplex* de mi mamá —sin olvidar el episodio de Jesús en *La rosa de Guadalupe* como ruido de fondo— me transportaba a mi infancia. Cuando entrabas a su casa, ese día, se sentía especial. La casa olía increíble, aunque no se podía señalar un olor específico. Era simplemente el aroma general de esos platos que se preparaban al mismo tiempo.

Antes de ducharse y vestirse, toda la mesa estaba lista con comida caliente para que nuestras invitadas e invitados pudieran comer en cuanto llegaran. Piensa en una gran mesa de comedor para seis u ocho personas. Mami tenía los pescados del extremo izquierdo: un pargo rojo entero frito (solo para las personas adultas, por las espinas), junto al pescado al coco cargado de cebollas, pimientos y una suave y cremosa salsa de tomate y coco.

Uno se movía por la mesa para servirse arroz, frijoles y guisantes. Los frijoles blancos eran un pedido especial y yo siempre me ponía más de estas cosas que de cualquier otra, ya que esperaba todo el año para poder comerlas. Luego, se pasaba a las ensaladas, que incluían una ensalada verde y una ensalada fría y crujiente de chayote, zanahoria y bacalao, con textura parecida a la ensalada de huevo.

Las habichuelas con dulce, un plato muy apreciado de mi mami, se preparaban con un caldo dulce, alubias rojas, canela y pasas. A primera vista lucía como un plato salado, pero tradicionalmente, las habichuelas se cubren de pequeñas galletas. Es un postre cremoso, con canela y el punto justo de dulzor. Ella lo preparaba días antes del Viernes Santo y, aún recuerdo las porciones repartidas en envases, apiladas para que, quienes venían de fuera de la

276 | LA ANTIDIETA PARA LATINAS

ciudad pudieran llevárselas a casa. ¡Hablamos de cuarenta libras de habichuelas con dulce!

Cuando piensas en las comidas tradicionales, se da por sentado que no son saludables y que deberíamos cambiarlas por ingredientes "saludables" para hacerlas más nutritivas. A menudo, debido al individualismo arraigado en la cultura de Estados Unidos, sentimos que nuestros platos deben ser microcontrolados o modificados de alguna manera. En realidad, estos platos no necesitan ser desmenuzados, ajustados o corregidos. Sí, ¡incluso el pescado frito! Es solo uno de los siete u ocho platos que puedes comer ese día. Los platos tradicionales de mi mami para el Viernes Santo están cargados de fibra, grasas saludables para el corazón, proteínas y carbohidratos complejos. Quiero que volvamos al lugar donde celebremos nuestras raíces y comidas tradicionales por lo que ofrecen.

Te he mostrado cómo la colonización nos ha despojado de nuestra tierra, comunidad y autodeterminación, que son parte integral de nuestra salud en general. Ahora, te mostraré cómo incorporarlos de nuevo a tu vida, para que cuentes con las herramientas necesarias para experimentar una vida plena de sabor.

Nuestra salud

Una forma en la que he estado pensando para volver a nuestras raíces es observar cómo se define la salud en las culturas indígenas. En los últimos años, hemos asistido a un enorme movimiento de descolonización en todo el mundo y a un renovado interés por volver a nuestras raíces

Vivir con todo el sabor | 277

indígenas. Aunque la medicina occidental ha avanzado mucho, en la última década me interesé más por las creencias y enseñanzas de mi abuela sobre la vida en el campo, en concreto, los remedios a base de hierbas, la alimentación y la sabiduría de vivir en tierras indígenas. Empecé a leer muchas memorias y conecté mucho con la forma en que estos autores[xiv] veían la salud. Creo que es importante considerar cómo otros aspectos de nuestra vida, no solo lo que comemos, pueden afectarnos y cómo influyen en la consecución de una salud auténtica.

Las culturas indígenas definían la salud como la conexión con la tierra, con la comunidad y la autodeterminación. Es una hermosa encarnación de la totalidad de la persona, pero en algún lugar, a través de la colonización, hemos perdido mucho de eso.

Suelos y tierra

Pensemos en la tierra. En la época en que utilizábamos ingredientes de nuestras tierras, creábamos platos nutritivos asombrosos. Estos ingredientes no se parecían siempre a los comprados en los supermercados estadounidenses. Entonces, la comida significaba más que nutrición, era el fruto de nuestro trabajo, de nuestra cosecha y sabíamos que la sostenibilidad consistía en reponer el suelo y encontrar un uso para todas sus partes. Creábamos tradiciones basadas en fiestas y acontecimientos significativos con los

---

[xiv] Por favor, porfis, lean dos de mis libros favoritos: *El hombre que podía mover las nubes*, de Ingrid Rojas Contreras, y *Family Lore*, de Elizabeth Acevedo.

278 | LA ANTIDIETA PARA LATINAS

alimentos que nos mantenían en pie. Cuando pensamos en la comida desde un lugar auténtico, no solo está hecha para alimentarte, sino también para reunir a las personas. La comida simboliza quiénes somos y cómo estamos conectados a la tierra. Cuando nos desconectamos de ella, esencialmente lo hacemos de nuestra cultura y eso es exactamente lo que pretendió hacer la colonización. Los jugos de nuestras frutas, la guarnición de cilantro del patio trasero y la yuca de los mercados: todos estos nutrientes están al servicio de nuestra salud.

Los alimentos y las hierbas de nuestra tierra eran aceptados por el impacto positivo que tenían en nuestros cuerpos, espiritual y físicamente. Antes de los análisis de sangre y las visitas a especialistas, gran parte de la salud en las culturas indígenas estaba relacionada con la frecuencia y la calidad de la caca. Tal y como yo lo veo, solo tenemos que soltar toda la mierda de nuestra vida y las prácticas indígenas también lo apoyan. Literalmente. En la medicina tradicional china (MTC), se cree que el intestino delgado es donde liberamos y limpiamos lo que ya no es necesario en la vida. Por lo tanto, tener caca consistente y saludable representa una imagen más amplia de nuestra salud para algunas culturas, razón por la que quiero hacer hincapié en abrazar nuestros alimentos culturales, específicamente nuestros tubérculos ricos en fibra como los plátanos, la yuca y la batata.

Vivimos en una sociedad con una gran cantidad de productos que se posicionan como la respuesta a nuestros problemas de salud, como la baja ingesta de fibra o los problemas digestivos. Se pueden tener ambas cosas: podemos incorporar los alimentos de nuestras tierras, conscientes de que nos proporcionarán prebióticos y probióticos para apoyar nuestra salud digestiva y, además, podemos divertirnos incorporando los productos convenientes más altos en fibra, que se puedan disfrutar sobre la marcha cuando el tiempo de preparación es limitado.

En EE. UU., tenemos la posibilidad de practicar "ambos/y" incorporando una combinación de alimentos convenientes y culturales. Desafortunadamente, cuando las empresas ocupan nuestras tierras indígenas, por ejemplo, cuando McDonalds y Coca Cola establecen su producción en México, pueden vender sus productos alimentarios a bajo precio a costa de la gente y de su tierra. La presencia de estas empresas en el sur global introduce una nueva jerarquía cultural que afecta la manera en que la gente elige alimentarse: comer McDonalds sugiere bienestar, riqueza y mejor estatus, mientras que los alimentos tradicionales de la tierra se equiparan a indeseables, pobres y de baja clase.[xv] Una jerarquización como esta desconecta a las personas de su cultura y de su percepción de la salud. En esencia, la americanización de nuestros países indígenas se hace a expensas de nuestra gente y nuestra tierra. Una forma de volver a conectar con la tierra de tu cultura es recordar una experiencia sensorial, un momento o un lugar en el que te hayas sentido más en contacto con tu tierra.

Personalmente, cuando pienso en conectar con mi tierra, pienso en la playa y en lo sanadora que es para mí. Lo ideal sería una playa dominicana, pero cualquiera sirve. Es tan curativo para mí estar al sol, mi piel oscure-

---

[xv] Para más información, te invito a leer *Eating NAFTA: Trade, Food Policies, and the Destruction of Mexico* (Comer el TLCAN: comercio, políticas alimentarias y la destrucción de México), de Alyshia Galvez.

280 | LA ANTIDIETA PARA LATINAS

ciéndose, el calor de los rayos, la arena en mis pies y el agua salada lavando las incertidumbres y las malas vibras. La playa es el lugar donde me siento mejor y más viva. Piensa en esto: ¿cuál es para ti el lugar que te ayuda a conectar con la tierra?

Comunidad

La conexión con la tierra también pone énfasis en la comunidad. Como has aprendido, la comunidad es una parte muy importante de nuestra cultura y la salud está estrechamente relacionada con ella. En la búsqueda de la salud que vemos en los EE. UU., que se infiltra en nuestros países con la occidentalización, todo se concentra en la persona en lugar de la comunidad. Todo se enfoca en un ingrediente que es el héroe. Todo se individualiza.

La ausencia de comunidad puede verse en lo que tienen que afrontar quienes inmigran a este país. Cuando una persona cruza la frontera y entra en este país, se enfrenta a una plétora de inconvenientes, empezando por la barrera del idioma y la situación laboral que afecta directamente su acceso a la comida y a la disponibilidad de asistencia sanitaria. Vemos un cambio de la comunidad al individualismo, de las comidas a los "ingredientes" individuales. Este cambio en particular es notable porque modifica la flora intestinal[xvi] de las personas que emigran a Estados Unidos.

[xvi] Conocí a una chula que trabaja en un WIC (Programa Especial de Nutrición Suplementaria para Mujeres, Bebés y Niños) cerca de la frontera de Texas. Ella ve a muchos inmigrantes de Honduras, pero son de la amazonia y no hablan español. Hablan tol y cuando llegan, a menudo utilizan WIC como

Como los inmigrantes ya no pueden comer los ingredientes de su tierra natal, su flora intestinal cambia con una dieta occidentalizada, lo que provoca cambios en su estado de salud. [1]

Esta sociedad capitalista en la que las y los inmigrantes trabajan la tierra y alimentan a millones de estadounidenses, pero no tienen acceso a las frutas y vegetales frescos que cultivan, es la forma en que la salud de los latines se ve afectada a largo plazo. Han inmigrado a una sociedad en la que la gente no tiene tiempo para cocinar, no puede tomarse vacaciones y vive en un círculo vicioso en el que solo trabaja para llegar a fin de mes. Eso pasa factura y puede causar traumas y alterar nuestra genética.

La cultura del individualismo puede debilitar nuestros lazos con nuestra propia cultura, por eso es importante que busquemos formas de encontrar comunidad, ya sea formando parte de un gimnasio inclusivo, participando en actividades al aire libre como el senderismo o la observación de aves, uniéndonos a grupos de manualidades como el tejido o la cerámica, o asistiendo a eventos locales organizados por tu biblioteca o dentro de tu vecindario. En la cultura occidentalizada, tenemos una ausencia de "tercer espacio", o un espacio fuera del hogar y el trabajo. Para muchas personas, el hogar y el trabajo se encuentran ahora en el mismo espacio. Parte de nuestra curación reside en encontrar nuestro tercer espacio en comunidades

---

un suplemento para la nutrición. Describe cómo muchos de ellos tienen problemas intestinales porque no están acostumbrados a la leche de soja ni a los alimentos procesados que se les suele proporcionar. Están acostumbrados a los ingredientes de la tierra y ese cambio drástico tiene un impacto directo en su salud intestinal.

que enriquezcan nuestras vidas y nos permitan ser algo más que personas que simplemente trabajan y se preparan para el día siguiente. En cierto modo, esto también añade sabor a la vida.

Autodeterminación

La última forma en que las culturas indígenas definen la salud es a través de la autodeterminación, que es mucho de lo que te he enseñado en este libro y la clave para lograr una salud auténtica. No hay una forma "correcta" (es decir, "blanca") de hacer las cosas, especialmente en lo que se refiere a la salud, por eso me gusta la perspectiva indígena de ver nuestro yo "completo". También es por eso que, a lo largo de este libro he compartido no solo nutrición, sino también cómo nuestra experiencia latine en Estados Unidos puede afectar nuestra salud tanto como lo que comemos.

Podemos volver al sancocho de nuestra abuelita, al mismo tiempo que nos damos cuenta de que algunas de nuestras recetas requieren mucho trabajo y que hay otras formas de añadir nutrición. Tú no eres "perezosa", solo necesitas más apoyo en una sociedad capitalista. Puedes inclinarte por la comodidad, puedes inclinarte por la preparación, puedes inclinarte por las listas de compra prescritas, que combinan nuestras recetas y las de otras culturas.

Somos capaces de reconocer las formas en que la cultura de la dieta se ha infiltrado en nuestra gente de manera perjudicial y requiere trabajo deshacer el condicionamiento que nos han enseñado. Ahora entendemos cómo darnos prioridad a nosotras mismas en lo que respecta a la salud y no tratar de igualar la versión estricta de otra cultura, de lo que se considera "saludable". Nuestros alimentos culturales —aunque no son "habituales"— están cargados de nutrición, tradición y memorias. No tenemos por qué avergonzarnos de ellos porque no se ajusten a lo que un *influencer* de Internet nos dice que debemos comer. Como dietista, siempre he oído que estos platos eran simplemente demasiado grandes, con demasiadas calorías. Debido a la obsesión con las dietas, el control de las porciones se ha convertido en la forma en que muchos *influencers* e incluso, dietistas latines hablan de "darse el permiso" para comer estos alimentos. Es decir, podemos comerlos, pero solo en pequeñas cantidades. Una vida llena de sabor no es una transacción; no necesitamos ganarnos el permiso para comer nuestros alimentos culturales ni tampoco tenemos que sacrificar el sabor a cambio de la asimilación.

Como comunidad, los latines nos enfrentamos a muchos retos y son muchos los ciclos que nos esforzamos por romper. Aunque aprender a hacerlo puede ser un reto, no tiene por qué ser tan difícil como pensamos. La forma en que se lo explico a mis chulas es que nos lo tomemos día a día, semana a semana. Siempre podremos añadir comportamientos saludables y nutrición. No tenemos que hacerlo todo a la vez.

Damos un paso hacia la sanación alimentando nuestra panza con comidas nutritivas que nos permitan enfrentar el día. Damos un paso hacia la sanación pidiendo ayuda y dejando de intentar hacerlo todo solas, renunciando a la idea de que la restricción es el único camino. Podemos encontrar una comunidad auténtica que apoye nuestra vida plena de sabor. Podemos crear un espacio para la tercera cultura porque somos de aquí y de allá. No tenemos que elegir. Siempre podemos añadir.

> **RESUMIENDO:** Vivir la vida con todo el sabor es adoptar todas las partes de tu experiencia: tus culturas, tus preferencias, tus necesidades y tus tradiciones.

BIBLIOGRAFÍA

Albrecht, Adalbert. "Cesare Lombroso." *Journal of American Institute of Criminal Law and Criminology* 1, no. 2 (May 1910 to March 1911): 237. consultado el 13 de julio de 2023. https://scholarlycommons.law.northwestern.edu/jclc.

Association for Size Diversity and Health. "Health at Every Size" [Salud en todas las tallas]. Consultado el 10 de mayo de 2024. https://asdah.org/haes/.

Baier, Leslie J., and Robert L. Hanson. "Genetic Studies of the Etiology of Type 2 Diabetes in Pima Indians: Hunting for Pieces to a Complicated Puzzle" [Estudios genéticos de la etiología de la diabetes tipo 2 en indios pima: a la caza de las piezas de un complicado rompecabezas]. Diabetes 53, no. 5 (May 1, 2004): 1181–1186. https://doi.org/10.2337/diabetes.53.5.1181.

Becker, Anne E. "Television, Disordered Eating, and Young Women in Fiji: Negotiating Body Image and Identity During Rapid Social Change" [Televisión, trastornos alimentarios y mujeres jóvenes en Fiji: negociar la imagen corporal y la identidad durante un rápido cambio social]. *Culture, Medicine and Psychiatry* 28, no. 4 (December 2004): 533-559. https://doi.org/10.1007/s11013-004-1067-5. PMID: 15847053.

Bédard, A., P.O. Lamarche, L.M. Grégoire, C. Trudel-Guy, V. Provencher, S. Desroches, and S. Lemieux. "Can Eating Pleasure Be a Lever for Healthy Eating? A Systematic Scoping Review of Eating Pleasure and Its Links with Dietary Behaviors and Health" [¿Puede el placer de comer ser el puente para una alimentación saludable? Revisión sistemática del placer de comer y sus vínculos con los comportamientos dietéticos y la salud]. *PLoS One* 15, no. 12 (December 21, 2020): e0244292. doi: 10.1371/journal.pone.0244292.

Benson, Callister J. "Acculturation and the Effects on Latino Children's Emotional and Behavioral Well-Being" [La aculturación y sus efectos en el bienestar emocional y conductual de los niños latinos]. 2013. Sophia, the St. Catherine University Repository. Consultado el 1 de mayo de 2024. https://sophia.stkate.edu/msw_papers/150.

Bleich, SN, Bennett, WL, Gudzune, KA, Cooper, LA. "Impact of physician BMI on obesity care and beliefs" [Impacto del IMC del médico en la atención y las creencias sobre la obesidad]. Obesity (*Silver Spring*) 20, no. 5 (2012): 999-1005. Publicado en línea el 19 de enero de 2021. doi:10.1038/oby.2011.402. PMID: 22262162; PMCID: PMC3645927.

Blum, Dani. "Medical Group Says B.M.I. Alone Is Not Enough to Assess Health and Weight" [Un grupo médico dice que el IMC por sí solo no es suficiente para evaluar la salud y el peso]. *The New York Times*, 2023. Consultado el 15 de Agosto de 2023. https://www.nytimes.com/2023/06/15/well/live/bmi-health-weight-ama.html.

Bulik, Cynthia R., and Lauren Reba-Harrelson. "Survey Finds Disordered Eating Behaviors Among Three Out of Four American Women" [Encuesta encuentra desórdenes en los hábitos alimentarios de entre tres de cada cuatro mujeres estadounidenses]. Carolina Public Health Magazine. University of North *Carolina School of Global Public Health*, September 26, 2008. Consultado el 17 de junio de 2023. https://sph.unc.edu/cphm/carolina-public-health-magazine-accelerate-fall-2008/survey-finds-disordered-eating-behaviors-among-three-out-of-four-american-women-fall-2008/.

Busetto, Luca, Silvia Bettini, Janine Makaronidis, Carl A Roberts, Jason C G Halford, and Rachel L Batterham. "Mechanisms of weight regain" [Mecanismos de recuperación de peso]. *European Journal of Internal Medicine* 93 (November 2021): 3-7. https://doi.org/10.1016/j.ejim.2021.01.002.

Cachelin, F. M. "Understanding eating disorders among Latinas" [Comprensión de los trastornos alimenticios entre las latinas]. *Advances in Eating Disorders* 2 (2013): 204. https://doi.org/10.1080/21662630.2013.869391.

Cachelin, F. M., Virginia Gil-Rivas, and Alyssa Vela. "Understanding eating disorders among Latinas" [Comprensión de los trastornos alimenticios entre las latinas]. Advances in Eating Disorders 2 (2013): 204. https://doi.org/10.1080/2166 2630.2013.869391.

Cavazos, Emily. "The Inextricable Link between Anti-Fatness and Anti-Blackness" [El vínculo inextricable entre la antigordura y la antinegritud]. *ArcGIS StoryMaps.* Consultado el 29 de septiembre de 2023. https://storymaps.arcgis.com/stories/11c825a7d1b54829a3056497ad826b4c.

DeLisi, Matt, PhD. "Revisiting Lombroso" [Lombroso revisado]. *The Oxford Handbook of Criminological Theory*, edited by Francis T. Cullen and Pamela Wilcox. Oxford: Oxford University Press, 2012. https://doi.org/10.1093/

oxfordhb/9780199747238.013.0001. Consultado el 13 de julio de 2023.

"Eating Disorder Statistics" [Estadísticas sobre trastornos alimentarios]. National Association of Anorexia Nervosa and Associated Disorders. Consultado el 9 de mayo de 2024. https://anad.org/eating-disorder-statistic/.

Encyclopaedia Britannica Editors. "Sylvester Graham." *Encyclopaedia Britannica*. Última actualización del 8 de marzo de 2024. Consultado el 16 de julio de 2023 https://www.britannica.com/biography/Sylvester-Graham.

"Explicit Bias Explained" [El sesgo explícito explicado]. Perception Institute. February 6, 2024. https://perception.org/research/explicit-bias/.

"Food Apartheid" [Segregación racial alimentaria]. Project Regeneration. Consultado el 7 de mayo de 2024. https://regeneration.org/nexus/food-apartheid.

"General Eating Disorder Statistics" [Estadísticas generales sobre los trastornos alimentarios]. *ANAD: National Association of Anorexia Nervosa and Associated Disorders*, 2024, https://anad.org/eating-disorder-statistic/.

Hale, Sarah J. *Traits of American Life* [Rasgos de la vida estadounidense]. (Philadelphia: Carey & Hart, 1835), 165-167.

"Health at Every Size® (HAES®) Principles" [Principios de la salud en todos los tamaños (HAES®)]. *ASDAH: Association for Size Diversity and Health*. Consultado el 9 de mayo de 2024. https://asdah.org/haes/.

Hebl, M., and J. Xu. "Weighing the care: physicians' reactions to the size of a patient" [Sopesar la atención: reacciones de los médicos ante el tamaño de un paciente]. *International Journal of Obesity* 25, no. 1246-1252 (2001). https://doi.org/10.1038/sj.ijo.0801681.

"Hunger in America" [Hambre en Estados Unidos]. Feeding America. Consultado el 9 de mayo de 2024. https://www.feedingamerica.org/hunger-in-america.

"Intergenerational Trauma and Parentification" [Trauma intergeneracional y parentalización], *HiPlatina*, consultado el 27 de agosto de 2023. https://hiplatina.com/intergenerational-trauma-parentification/.

Jay, M., Kalet, A., Ark, T., et al. "Physicians' attitudes about obesity and their associations with competency and specialty: a cross-sectional study" [Actitudes de los médicos con respecto a la obesidad y sus asociaciones con la competencia y la especialidad: estudio transversal]. *BMC Health Services Research* 9, no. 106 (2009). June 24, 2009. https://doi.org/10.1186/1472-6963-9-106.

Kakinami, L., Knäuper, B., Brunet, J. "Weight cycling is associated with adverse cardiometabolic markers in a cross-sectional representative US sample" [Los ciclos de aumento/pérdida de peso se asocian con marcadores cardiometabólicos adversos en una muestra transversal representativa de Estados Unidos]. *J Epidemiol Community Health* 2020; 74: 662-667.

Kalm, Leah M. et al. "They Starved So That Others Be Better Fed: Remembering Ancel Keys and the Minnesota

290 | LA ANTIDIETA PARA LATINAS

Experiment" [Murieron de hambre para que otros estuvieran mejor alimentados: recordando a Ancel Keys y el experimento de Minnesota]. *Journal of Nutrition* 135, 6 (2005): 1347 - 1352. https://doi.org/10.1093/jn/135.6.1347

Karasu, Sylvia R. "Adolphe Quetelet and the Evolution of Body Mass Index (BMI)" [Adolphe Quetelet y la evolución del índice de masa corporal], *Psychology Today*, 2016, https://www.psychologytoday.com/us/blog/the-gravity-of-weight/201603/adolphe-quetelet-and-the-evolution-of-body-mass-index-bmi.

Kolar David R., Dania L. Mejía Rodriguez, Moises Mebarak Chams, and Hans W. Hoek. "Epidemiology of eating disorders in Latin America: a systematic review and meta-analysis" [Epidemiología de los trastornos alimentarios en América Latina: revisión sistemática y metaanálisis]. https://pubmed.ncbi.nlm.nih.gov/27584709/

Kumar, Nikhil. "The Machismo Paradox: Latin America's Struggles with Feminism and Patriarchy" [La paradoja del machismo: las luchas de América Latina contra el feminismo y el patriarcado]. *Brown Political Review*. April 30, 2014. Consultado el 26 de agosto de 2023. https://brownpoliticalreview.org/2014/04/the-machismo-paradox-latin-americas-struggles-with-feminism-and-patriarchy/.

Machado, AM, NS Guimarães, VB Bocardi, TPR da Silva, ASD Carmo, MC Menezes, and CK Duarte. "Understanding Weight Regain After a Nutritional Weight Loss Intervention: Systematic Review and Meta-analysis" [Comprensión de la recuperación de peso después de una intervención nutricional para la pérdida de peso: revisión sistemática y metaanálisis]. *Clin Nutr ESPEN* 49 (June 2022): 138-153.

doi: 10.1016/j.clnesp.2022.03.020. Publicado en línea el 31 de marzo de 2022.

Marsiglia, F. F., Booth, J. M., Baldwin, A., & Ayers, S. "Acculturation and Life Satisfaction Among Immigrant Mexican Adults" [Aculturación y satisfacción con la vida en adultos inmigrantes mexicanos]. *Advances in Social Work* 14, no. 1 (2013): 49-64. PMID: 24403865; PMCID: PMC3881437. Disponible en: https://www.ncbi.nlm.nih.gov/pmc/articles/PMC3881437/

Martinez, Laura. "Hisplaining: Why Most Mexican Telenovela Stars Are Güeros" [Hisplaning (hispanexplicando): por qué la mayoría de las estrellas de telenovelas mexicanas son güeros]. Hispanic Executive, March 13, 2023. Consultado el 2 de agosto de 2023. https://hispanicexecutive.com/hisplaining-why-most-mexican-telenovela-stars-are-gueros/.

Montell, Amanda. *Quote from Cultish: The Language of Fanaticism* [Cita en *Cultish: el lenguaje del fanatismo*]. Consultado el 13 de octubre de 2023. https://www.goodreads.com/quotes/10960869-modern-cultish-groups-also-feel-comforting-in-part-because-they.

National Association of Anorexia Nervosa and Associated Disorders. "Eating Disorder Statistics" [Estadísticas sobre trastornos alimentarios]. Consultado el 30 de abril de 2024. https://anad.org/eating-disorder-statistic/.

Nuñez, A., González, P., Talavera, G. A., Sanchez-Johnsen, L., Roesch, S. C., Davis, S. M., Arguelles, W., Womack, V. Y., Ostrovsky, N. W., Ojeda, L., Penedo, F. J., & Gallo, L. C.

292 | LA ANTIDIETA PARA LATINAS

"Machismo, Marianismo, and Negative Cognitive-Emotional Factors: Findings From the Hispanic Community Health Study/Study of Latinos Sociocultural Ancillary Study" [Machismo, marianismo y factores cognitivo-emocionales negativos: hallazgos del Estudio de Salud de la Comunidad Hispana/Estudio Auxiliar Sociocultural de Latinos]. *J Lat Psychol* 4, no. 4 (November 2016): 202-217. https://doi.org/10.1037/lat0000050. Published October 19, 2015. PMID: 27840779; PMCID: PMC5102330.

Oregon Health & Science University. "Why Are Eating Disorders on the Rise?" [¿Por qué aumentan los trastornos alimentarios?]. Consultado el 29 de abril de 2024. https://www.ohsu.edu/womens-health/why-are-eating-disorders-rise.

Perez, M., Ohrt, T. K., & Hoek, H. W. "Prevalence and treatment of eating disorders among Hispanics/Latino Americans in the United States" [Prevalencia y tratamiento de los trastornos alimentarios entre hispanos/latinoamericanos en Estados Unidos]. *Current Opinion in Psychiatry* 29, no. 6 (2016): 378-382. https://doi.org/10.1097/YCO.0000000000000277.

Pérez-Escamilla, Rafael. "Acculturation, nutrition, and health disparities in Latinos" [Aculturación, nutrición y disparidades sanitarias en los latinos]. *The American Journal of Clinical Nutrition* 93, no. 5 (2011): 1163S-1167S. https://doi.org/10.3945/ajcn.110.003467.

Prasertong, Anjali. "The Unspoken History of Early Dietitians & Eugenics: And what it can teach us about present failures in the nutrition field" [La historia no contada de los primeros dietistas y la eugenesia: y lo que puede enseñarnos sobre los fracasos actuales en el campo de la nutrición]. Substack, 2023, https://anjaliruth.substack.com/p/the-unspoken-history-of-early-dietitians.

Reyes-Rodríguez, M. L., Watson, H. J., Smith, T. W., Baucom, D. H., & Bulik, C. M. "Promoviendo una Alimentacion Saludable (PAS) results: Engaging Latino families in eating disorder treatment" [Promoviendo una Alimentación Saludable (PAS) resultados: involucrar a las familias latinas en el tratamiento de los trastornos alimentarios]. *Eating Behaviors* 42 (2021): Article 101534. https://doi.org/10.1016/j.eatbeh.2021.101534.

Sanchez, Lisette. "Addressing Generational Trauma & Parentification in the Latinx Community" [Abordar el trauma generacional y la parentificación en la comunidad latinx]. *HiPlatina*. Consultado el 28 de agosto de 2023. https://hiplatina.com/intergenerational-trauma-parentification/.

Spindler, Amy M. "A Death Tarnishes Fashion's 'Heroin Look'" [Una muerte empaña el "look heroína" tan de moda]. New York Times, May 20, 1997. Consultado el 16 de enero de 2024. https://www.nytimes.com/1997/05/20/style/a-death-tarnishes-fashion-s-heroin-look.html.

Stamp, Rebecca. "Average person will try 126 fad diets in their lifetime, poll claims, [Según encuesta, la persona promedio probará ciento veintiséis dietas de moda a lo largo de su vida]. *The Independent*, January 8, 2020, consultado el 6 de mayo de 2024, https://www.independent.co.uk/life-style/diet-weight-loss-food-unhealthy-eating-habits-a9274676.html.

294 | LA ANTIDIETA PARA LATINAS

Stout, Elizabeth. "'To Rid Society of Imbeciles': The Impact of Dr. John Harvey Kellogg's Stand for Eugenics" ["Para librar a la sociedad de los imbéciles": El impacto de la postura eugenésica del Dr. John Harvey Kellogg]. *The Pursuit*, University of Michigan School of Public Health, December 12, 2022. https://sph.umich.edu/pursuit/2022posts/the-impact-of-dr-john-harvey-kelloggs-stand-for-eugenics.html.

Strings, Sabrina. "How the Use of BMI Fetishizes White Embodiment and Racializes Fat Phobia" [Cómo el uso del IMC fetichiza la encarnación blanca y racializa la gordofobia]. *AMA Journal of Ethics* 25, no. 7 (2023): E535-E539. https://doi.org/10.1001/amajethics.2023.535.

Strings, Sabrina. *Fearing the Black Body: The Racial Origins of Fat Phobia* [El miedo al cuerpo negro: los orígenes raciales de la gordofobia]. New York: New York University Press, 2019.

"Survey Finds Disordered Eating Behaviors Among Three Out of Four American Women" [Una encuesta revela que tres de cada cuatro mujeres estadounidenses tienen conductas alimentarias desordenadas]. *Carolina Public Health Magazine*. University of North Carolina School of Public Health. Accessed May 9, 2024. https://sph.unc.edu/cphm/carolina-public-health-magazine-accelerate-fall-2008/survey-finds-disordered-eating-behaviors-among-three-out-of-four-american-women-fall-2008/.

Transformative Movement Institute. "What is Food Apartheid?" [¿Qué es la segregación racial alimentaria?]. Transformative Movement Institute. https://tminstituteldf.org/what-is-food-apartheid. Consultado el 1 de mayo de 2024.

Tribole, Evelyn, and Elyse Resch. *Intuitive Eating: A Revolutionary Anti-Diet Approach* [Alimentación intuitiva: un revolucionario enfoque antidieta]. New York: St. Martin's Essentials, 2020.

U.S. Department of Agriculture, "MyPlate Graphics" [Gráficos de MyPlate]. last modified 2024, consultado el 7 de mayo de 2024, https://www.myplate.gov/resources/graphics/myplate-graphics.

Vangay. Pajau. "U.S. immigration westernizes the human gut microbiome" [La inmigración estadounidense occidentaliza el microbioma intestinal humano]. Cell 175, 4 (2018): 962-972

Vineis, Paolo, et al. "How many epidemiologists does it take to change a lightbulb?" [¿Cuántos epidemiólogos hacen falta para cambiar una bombilla?]. *Journal of Epidemiology & Community Health* 74, no. 8 (2020): 662. https://jech.bmj.com/content/74/8/662.

"Why are eating disorders on the rise?" [¿Por qué aumentan los trastornos alimentarios?]. *Oregon Health & Science University*. Accessed May 9, 2024. https://www.ohsu.edu/womens-health/why-are-eating-disorders-rise

NOTAS

Capítulo 1

[1] Sylvia R. Karasu, "Adolphe Quetelet and the Evolution of Body Mass Index (BMI)" [Adolphe Quetelet y la evolución del índice de masa corporal (IMC)], Psychology Today, 2016, https://www.psychologytoday.com/us/blog/the-gravity-of-weight/201603/adolphe-quetelet-and-the-evolution-of-body-mass-index-bmi.

[2] Matt DeLisi, "Revisiting Lombroso" [Lombroso revisado]. The Oxford Handbook of Criminological Theory, edited by Francis T. Cullen and Pamela Wilcox. Oxford: Oxford University Press, 2012. https://doi.org/10.1093/oxfordhb/9780199747238.013.0001. Consultado el 13 de julio de 2023.

[3] Albrecht, Adalbert. "Cesare Lombroso." Journal of American Institute of Criminal Law and Criminology 1, no. 2 (May 1910 to March 1911): 237. Consultado el 13 de julio de 2023. https://scholarlycommons.law.northwestern.edu/jclc.

[4] Karasu, "Adolphe Quetelet and the Evolution of Body Mass Index" [Adolphe Quetelet y la evolución del índice de masa corporal].

298 | LA ANTIDIETA PARA LATINAS

[5] "Explicit Bias Explained" [El sesgo explícito explicado]. Perception Institute. February 6, 2024. https://perception. org/research/explicit-bias/.

[6] M. Hebl y J. Xu, "Weighing the care: physicians' reactions to the size of a patient" [Sopesar la atención: reacciones de los médicos ante el tamaño de un paciente], International Journal of Obesity 25, n° 1246-1252 (2001), https://doi. org/10.1038/sj.ijo.0801681.

[7] SN Bleich, WL Bennett, KA Gudzune, LA Cooper, "Impact of physician BMI on obesity care and beliefs" [Impacto del IMC del médico en la atención y las creencias sobre la obesidad], Obesity (Silver Spring) 20, no. 5 (2012): 999-1005. Publicado en línea el 19 de enero de 2012. doi:10.1038/oby.2011.402. PMID: 22262162; PMCID: PMC3645927.

[8] M. Jay et al., "Physicians' attitudes about obesity and their associations with competency and specialty: a cross-sectional study" [Actitudes de los médicos con respecto a la obesidad y sus asociaciones con la competencia y la especialidad: estudio transversal], BMC Health Services Research 9, no. 106 (2009). June 24, 2009. https://doi.org/10.1186/1472-6963-9-106.

[9] Sabrina Strings, PhD, "How the Use of BMI Fetishizes White Embodiment and Racializes Fat Phobia" [Cómo el uso del IMC fetichiza la encarnación blanca y racializa la gordofobia], AMA Journal of Ethics 25, no. 7 (2023): E535-E539. https://doi.org/10.1001/amajethics.2023.535.

[10] Sabrina Strings, Fearing the Black Body: The Racial Origins of Fat Phobia [El miedo al cuerpo negro: los orígenes raciales de la gordofobia] (Nueva York: New York University Press, 2019), 124.

NOTAS | 299

[11] Sarah Hale, Traits of American Life [Rasgos de la vida estadounidense] (Philadelphia: Carey & Hart, 1835), 165-167.

[12] Emily Cavazos, "The Inextricable Link between Anti-Fatness and Anti-Blackness" [El vínculo inextricable entre la antigordura y la antinegritud], ArcGIS StoryMaps. Consultado el 29 de septiembre de 2023. https://storymaps.arcgis.com/stories/11c825a7d1b54829a3056497ad826b4c.

[13] Encyclopaedia Britannica Editors. "Sylvester Graham." Encyclopaedia Britannica. Última actualización del 8 de marzo de 2024. Consultada el 16 de julio de 2023. https://www.britannica.com/biography/Sylvester-Graham.

[14] Elizabeth Stout, "'To Rid Society of Imbeciles': The Impact of Dr. John Harvey Kellogg's Stand for Eugenics" ["Para librar a la sociedad de los imbéciles": El impacto de la postura eugenésica del Dr. John Harvey Kellogg], The Pursuit, University of Michigan School of Public Health, December 12, 2022. https://sph.umich.edu/pursuit/2022posts/the-impact-of-dr-john-harvey-kelloggs-stand-for-eugenics.html.

[15] Anne E. Becker, "Television, Disordered Eating, and Young Women in Fiji: Negotiating Body Image and Identity During Rapid Social Change" [Televisión, trastornos alimentarios y mujeres jóvenes en Fiji: negociar la imagen corporal y la identidad durante un rápido cambio social], Culture, Medicine and Psychiatry 28, no. 4 (December 2004): 533-559. https://doi.org/10.1007/s11013-004-1067-5. PMID: 15847053.

[16] Amy M. Spindler, "A Death Tarnishes Fashion's 'Heroin Look'" [Una muerte empaña el "look heroína" tan de moda], New York Times, May 20, 1997. Consultado el 16 de enereo de 2024. https://www.nytimes.com/1997/05/20/style/a-death-tarnishes-fashion-s-heroin-look.html.

300 | LA ANTIDIETA PARA LATINAS

[17] Oregon Health & Science University. "Why Are Eating Disorders on the Rise?" [¿Por qué aumentan los trastornos alimentarios?], Consultado el 29 de abril de 2024. https://www.ohsu.edu/womens-health/why-are-eating-disorders-rise.

[18] "Survey Finds Disordered Eating Behaviors Among Three Out of Four American Women" [Una encuesta revela que tres de cada cuatro mujeres estadounidenses tienen conductas alimentarias desordenadas], Carolina Public Health Magazine. University of North Carolina School of Public Health. Consultado el 9 de mayo de 2024. https://sph.unc.edu/cphm/carolina-public-health-magazine-accelerate-fall-2008/survey-finds-disordered-eating-behaviors-among-three-out-of-four-american-women-fall-2008/.

[19] "Eating Disorder Statistics" [Estadísticas sobre trastornos alimentarios]. National Association of Anorexia Nervosa and Associated Disorders. Consultado el 9 de mayo de 2024. https://anad.org/eating-disorder-statistic/.

[20] Flavio F. Marsiglia, Jamie M. Booth, Andrea Baldwin y Stephen Ayers, "Acculturation and Life Satisfaction Among Immigrant Mexican Adults" [Aculturación y satisfacción con la vida en adultos inmigrantes mexicanos], Advances in Social Work 14, no. 1 (primavera de 2013): 49-64, PMID: 24403865; PMCID: PMC3881437.

[21] Callister J. Benson, "Acculturation and the Effects on Latino Children's Emotional and Behavioral Well-Being" [La aculturación y sus efectos en el bienestar emocional y conductual de los niños latinos], 2013. Sophia, the St. Catherine University Repository. Connsultado el 1 de mayo de 2024. https://sophia.stkate.edu/msw_papers/150.

[22] Rafael Pérez-Escamilla, "Acculturation, nutrition, and health disparities in Latinos" [Aculturación, nutrición y dis-

NOTAS | 301

paridades de salud en los latinos], The American Journal of Clinical Nutrition 93, no. 5 (2011): 1163S-1167S, https://doi.org/10.3945/ajcn.110.003467.

[23] David R. Kolar, Dania L. Mejía Rodríguez, Moisés Mebarak Chams y Hans W. Hoek, "Epidemiology of eating disorders in Latin America: a systematic review and meta-analysis" [Epidemiología de los trastornos alimentarios en América Latina: revisión sistemática y metaanálisis]. https://pubmed.ncbi.nlm.nih.gov/27584709/

[24] Fary M. Cachelin, Virginia Gil-Rivas y Alyssa Vela, "Understanding eating disorders among Latinas" [Comprensión de los trastornos alimenticios entre las latinas], Advances in Eating Disorders 2 (2013): 204, https://doi.org/10.1080/21662630.2013.869391.

[25] Kolar et al., "Epidemiology of eating disorders in Latin America: a systematic review and meta-analysis" [Epidemiología de los trastornos alimentarios en América Latina: revisión sistemática y metaanálisis].

Capítulo 2

[1] Leah M. Kalm et al., "They Starved So That Others Be Better Fed: Remembering Ancel Keys and the Minnesota Experiment" [Murieron de hambre para que otros estuvieran mejor alimentados: recordando a Ancel Keys y el experimento de Minnesota], Journal of Nutrition 135, n° 6 (2005): 1347-1352, https://doi.org/10.1093/jn/135.6.1347.

[2] "Hunger in America" [Hambre en Estados Unidos]. Feeding America. Consultado el 9 de mayo de 2024. https://www.feedingamerica.org/hunger-in-america.

302 | LA ANTIDIETA PARA LATINAS

[3] Aline M. Machado, Nathalia S. Guimarães, Viviane B. Bocardi, Thayane P. R. da Silva, Ana S. D. Carmo, Marilia C. Menezes y Cristiane K. Duarte, "Understanding Weight Regain After a Nutritional Weight Loss Intervention: Systematic Review and Meta-analysis" [Comprensión de la recuperación de peso después de una intervención nutricional para la pérdida de peso: revisión sistemática y metaanálisis], Clin Nutr ESPEN 49 (June 2022): 138-153. doi: 10.1016/j.clnesp.2022.03.020. Publicado en línea el 31 de marzo de 2022.

Capítulo 3

[1] Evelyn Tribole y Elyse Resch, "Intuitive Eating: A Revolutionary Anti-Diet Approach" [Alimentación intuitiva: un revolucionario enfoque antidieta] (Nueva York: St. Martin's Essentials, 2020).

[2] Anjali Prasertong, "The Unspoken History of Early Dietitians & Eugenics: And what it can teach us about present failures in the nutrition field" [La historia no contada de los primeros dietistas y la eugenesia: Y lo que puede enseñarnos sobre los fracasos actuales en el campo de la nutrición], 12 de abril de 2023, Substack, consultado el 9 de mayo de 2024, https://anjaliruth.substack.com/p/the-unspoken-history-of-early-dietitians.

[3] Association for Size Diversity and Health, "Health at Every Size" [Salud en todas las tallas], consultado el 10 de mayo de 2024, https://asdah.org/haes/.

[4] Rebecca Stamp, "Average person will try 126 fad diets in their lifetime, poll claims, [Según encuesta, la persona promedio probará ciento veintiséis dietas de moda a lo largo de su vida], The Independent, 8 de enero de 2020, consultado el

6 de mayo de 2024, https://www.independent.co.uk/life-style/
diet-weight-loss-food-unhealthy-eating-habits-a9274676.
html.

[5] Amanda Montell, "Quote from Cultish: The Language
of Fanaticism" [Cita en Cultish: el lenguaje del fanatismo],
consultado el 13 de octubre de 2023, https://www.goodreads.
com/quotes/10960869-modern-cultish-groups-also-fe-
el-comforting-in-part-because-they.

Capítulo 4

[1] U.S. Department of Agriculture, "MyPlate Graphics"
[Gráficos de MyPlate], última modificación en 2024. Consultado el 7 de mayo de 2024. https://www.myplate.gov/resour-
ces/graphics/myplate-graphics.

Capítulo 5

[1] Martinez, Laura. "Hisplaining: Why Most Mexican Telenovela Stars Are Güeros" [Hisplaning (hispanexplicando):
por qué la mayoría de las estrellas de telenovelas mexicanas
son güeros], Hispanic Executive, March 13, 2023. Consultado el 2 de agosto de 2023. https://hispanicexecutive.com/
hisplaining-why-most-mexican-telenovela-stars-are-gueros/.

[2] Lisa Kakinami, Bärbel Knäuper y Jennifer Brunet,
"Weight cycling is associated with adverse cardiometabolic
markers in a cross-sectional representative US sample" [Los
ciclos de aumento/pérdida de peso se asocian con marcadores cardiometabólicos adversos en una muestra transversal
representativa de Estados Unidos], Journal of Epidemiology
Community Health 74 2020; 74: 662-667.

304 | LA ANTIDIETA PARA LATINAS

Capítulo 6

[1] "Food Apartheid" [Segregación racial alimentaria], Project Regeneration, Consultado el 7 de mayo de 2024. https://regeneration.org/nexus/food-apartheid.

Capítulo 7

[1] Lisette Sanchez, "Addressing Generational Trauma & Parentification in the Latinx Community" [Abordar el trauma generacional y la parentificación en la comunidad latinx], HiPlatina. Consultado el 28 de agosto de 2023. https://hiplatina.com/intergenerational-trauma-parentification/.

[2] Nikhil Kumar, "The Machismo Paradox: Latin America's Struggles with Feminism and Patriarchy" [La paradoja del machismo: las luchas de América Latina contra el feminismo y el patriarcado], Brown Political Review. April 30, 2014. Consultado el 26 de agosto de 2023. https://brownpoliticalreview.org/2014/04/the-machismo-paradox-latin-americas-struggles-with-feminism-and-patriarchy/.

Capítulo 9

[1] Alexandra Bédard, P.O. Lamarche, L.M. Grégoire, C. Trudel-Guy, V. Provencher, S. Desroches y S. Lemieux, "Can Eating Pleasure Be a Lever for Healthy Eating? A Systematic Scoping Review of Eating Pleasure and Its Links with Dietary Behaviors and Health" [¿Puede el placer de comer apalancar una alimentación saludable? Revisión sistemática del placer de comer y sus vínculos con los comportamientos

dietéticos y la salud], PLoS One 15, no. 12 (December 21, 2020): e0244292. doi: 10.1371/journal.pone.0244292.

Capítulo 10

[1] Pajau Vangay, "U.S. immigration westernizes the human gut microbiome" [La inmigración estadounidense occidentaliza el microbioma intestinal humano], Cell 175, 4 (2018): 962-972

GLOSARIO DE ALIMENTOS

Aguacate: fruto conocido como palta en Ecuador, Bolivia, Chile, Perú, Uruguay; aguacate en México y Centroamérica, y cura en ciertas regiones de Colombia y Venezuela.

Amaranto: el amaranto es conocido en Perú por su nombre quechua, *kiwicha* y los aztecas lo llamaban *huauhtli*. Alegría se llama el dulce tradicional de amaranto en México.

Arrurruz: conocido también como sagú, y, en Puerto Rico. Maranta a la planta de la que se obtiene el almidón.

Batata: Este tubérculo recibe diferentes nombres según la región: camote en México y Centroamérica; boniato en Cuba; apichu en Perú; y batata en Puerto Rico, Nicaragua, Colombia y Venezuela.

Calabaza: es el nombre común en Cuba, Puerto Rico y México; zapallo en Honduras, Costa Rica y Panamá; auyama en República Dominicana, Colombia, Venezuela y Panamá; pipián en algunas regiones de México y Centroamérica.

Chayote: conocido como chayote en México, Panamá, Nicaragua, Cuba y Puerto Rico; güisquil en Guatemala, Honduras y El Salvador; tayota en República Dominicana.

308 | LA ANTIDIETA PARA LATINAS

Chile: el término ají se usa en Sudamérica, las Antillas y Panamá; chile, en México y Centroamérica.

Frijol: frijol es el término que se usa en México y Centroamérica; poroto en Ecuador, Perú, Bolivia, Chile; habichuela (especialmente el de color rojo) en Puerto Rico y República Dominicana.

Guisantes: recibe diferentes nombres, dependiendo de la región: chícharo en México, Nicaragua y Cuba; arveja en Venezuela, Honduras, Puerto Rico y Nicaragua; alverja en Colombia, Ecuador y Bolivia.

Hibisco: conocida como flor de Jamaica en México y Centroamérica; sorrel en Jamaica; saril en Panamá.

Jícama: este tubérculo también se conoce como pelenga o nabo mexicano en México, Guatemala, República Dominicana y Ecuador.

Malanga: en Puerto Rico, México, Guatemala, Honduras, Colombia, Nicaragua se usa el témino malanga; yautía en República Dominicana y Puerto Rico; macal en el sureste de México; guaguí y malanga en Cuba; papa china en Ecuador; quiscamote en Honduras, y ocumo en Venezuela.

Maíz: para referirse a la mazorca de maíz se utilizan diferentes términos, según la región: choclo en Bolivia, Colombia, Uruguay y Ecuador; elote en México, Guatemala y Honduras; jojoto en el este de Colombia y Venezuela.

Melón: se nombra comúnmente melón en América Latina y se distinguen variedades como el cantalupo, piel de sapo, melón verde y el valenciano.

Molondrones: se conoce como quimbombó en Cuba, Venezuela y Puerto Rico; molondrones en República Dominicana; ocra en Guatemala y Honduras.

Glosario de alimentos | 309

Nabo: este vegetal también recibe los nombres de berza, rábano blanco y naba.

Ñame: se usa el término ñame en México, Honduras Nicaragua, Costa Rica, Panamá, Cuba, República Dominicana y Puerto Rico, mientras que en algunas regiones es conocido como ame o ñangate.

Papa: este término es ampliamente reconocido en toda América Latina.

Pimiento: en Venezuela, Colombia y varios países del Caribe continental recibe el nombre de pimentón; en Cuba también se le llama ají pimiento; en Centroamérica y México puede encontrarse como chile morrón, y en Paraguay como locote.

Plátano: conocido también como banano en Nicaragua, Honduras y Guatemala; guineo en Puerto Rico, República Dominicana y Panamá, y cambur en Venezuela.

Remolacha: en México se le llama betabel.

Sandía: recibe el nombre de patilla en algunos países como Colombia, República Dominicana y Venezuela, y melón en Cuba y Puerto Rico.

Semillas de chía: chía es el termino común y ampliamente usado.

Tamarindo: el tamarindo es ampliamente consumido y producido en México, Centroamérica, la región Caribe de Colombia y el norte de Perú.

Yuca: este tubérculo recibe el nombres de yuca en países como México, Honduras, República Dominicana, Puerto Rico; mandioca en Guatemala, Nicaragua, Colombia.

ÍNDICE ANALÍTICO

A

acceso a la comida 22, 36, 53, 64, 80, 113, 115, 142, 149,167, 185, 193-196, 209, 218, 280-281

acceso a la salud 103, 110-115, 124, 149, 192, 206-207, 218

acepta tus emociones166, 255-271

Ver hambre emocional 245

aculturación 48, 54-57

adicción a la comida 228

adrenalina 203

aguas frescas 143-145

agujetas de color de rosa 172

alimentación intuitiva 93-127, 165, 184, 229-230

alimentación limpia 77-79, 91

alimentos culturales 14, 18-24, 57, 77, 97, 109, 117, 126, 148, 156, 162, 278, 283

alimentos orgánicos 78

alimentos no procesados 77

alimentos procesados79-81, 167,

Anahí 170

Anderson, Pamela 50

anorexia 51, 225

Ver trastornos alimentarios36, 41-55, 103, 224-225, 285, 288

antinegritud 101, 171

Ver antigordura 43, 45, 101, 112, e imagen corporal 15, 48, 55, 58, 169, 171, 189, 220, 262

antioxidantes 134, 138, 142, 144

asociación Médica Estadounidense 35

atracón 41,50-55, 73, 83, 105, 116, 188, 203, 233, 225, 229, 236, 247, 255-256

arroz blanco 23, 85, 93-98, 103, 111, 117, 138, 152, 159-167, 185-187, 207, 274

312 | LA ANTIDIETA PARA LATINAS

arroz integral 23, 59, 77, 94, 98, 103, 117, 124, 159-167

B

Batata 131, 135, 278
Baywatch (programa de televisión) 48
Beachbody (Bodi) 88
Becker, Anne 47
BIPOC 19, 51, 96, 98, 103, 104, 124-125, 167-168, 194-195, 218-219
Booth, Mary Louise 43-44
bulimia 50-51, 225
Ver trastornos alimentarios 36, 41, 47, 50-57, 103, 224-225

C

calabaza (squash) 151-154, 273
calorías que entra, calorías que salen 23, 74-75, 106
Campbell, Naomi 49
Caplan, Heather 99
carbohidratos 59, 69-73, 83, 94-95, 106, 123-137, 141, 152, 185, 256
Ver carbohidratos simples y carbohidratos complejos 135, 136-137, 231
cebollas y pimientos (sofrito y salsas) 155/156, 273

ciclo de pérdida-ganancia de peso (efecto yoyo) 34, 40, 83, 178
cereales 72, 87, 119, 128-136, 143, 148, 150, 159-160
cetosis 59, 70, 71
Ver dieta cetogénica 59, 70-71
CICO 74
Clark, Kenneth y Mamie 219
Cobain, Kurt 49
comunidad latine 52-55, 94-96, 103, 137, 181, 200, 216-221, 265
nutrición comunitaria 94, 124
colecistoquinina 249
Conferencia de la Casa Blanca sobre el hambre, la nutrición y la salud 123-124
Conferencia de nutrición y dietética inclusiva del peso 99
control de las porciones 283
Copper, Lena Frances 96
cortisol 180-181, 203-204, 249
cuerpos gordos 20, 48, 115
cuerpos negros 43
culpa de ser madre 225
criminología positivista 30

Índice analítico | 313

D

Departamento de Agricultura de los Estados Unidos 78, 124

desmantelar la cultura de la dieta 20, 28, 57, 104, 113

desórdenes alimenticios 50-61, 83, 86, 97, 103, 171, 177, 225

Ver también trastornos 36, 41, 47, 50-57, 103, 224-225

diabetes 27, 33, 38, 40, 59, 66, 71-72, 83, 85, 93-94, 96, 128, 142, 178, 181, 191, 198, 200-206

determinantes sociales de la salud 17, 33, 82, 115, 124, 181, 195, 200, 202, 212

dietas bajas en grasas 69

dieta de alimentos crudos 72

dieta mediterránea 156-159

dietas Yo-Yo 51, 75, 83, 92, 178

E

ejercicios 57, 60, 66, 75, 91-92, 107, 182, 195-199, 204-205, 221, 259, 264, 268-269, 271

Ver movimientos que mejoran la vida 111

equilibrio 66, 75, 143, 230, 267-268, 270

esclavitud 42

especias y condimentos 45, 49, 150, 158, 273

establecer límites 106, 249, 251-252

estereotipos 20, 172, 174, 217, 258

Ver estereotipos hacia nuestros alimentos 131, 148

estigma del peso 33-34, 37, 39, 41, 57, 100, 124, 207-208

estrés 55, 64-68, 73-75, 77-78, 80, 83, 89, 91-92, 100, 106, 109, 116, 130, 144, 179-182, 184-185, 189, 193, 197, 200, 202-205, 208, 211-212, 214, 217-218, 220, 225, 227-228, 235, 245, 249, 255-257, 263, 268, 271

experimento Hambre en Minnesota 60-61, 92, 97

eugenesia 30, 35, 42, 57, 96-97

F

fibra 70, 72-73, 80, 82, 97, 128-130, 133, 135-136, 138, 142-144, 152-155, 159-160, 186-187, 247, 276, 278-279

frijoles 14, 77, 93, 96, 129, 136, 138-139, 151-154, 158, 168, 187, 210, 274-275

fuente de energía del cerebro 70

314 | LA ANTIDIETA PARA LATINAS

G

genética 30, 75, 146, 196, 200, 205, 215, 281

GLP-1 (péptido) 248
Ver hormonas 63, 75, 180-181, 203, 205, 247-248, 252

glucosa 59, 70-72, 129-130, 201, 203, 235
Ver glucogénesis 72

Godey's Lady's Book 46

gordofobia 22, 42, 76, 88, 100, 179, 192

Graham, Sylvestergrasas 45

granos enteros 128, 159

grasas 59, 67, 69-72, 76-77, 95, 125, 129, 140, 157-158, 185, 248, 261, 276

grasa visceral 83

grelina 181, 248, 313

Guía de salud y enfermedad para damas (Kellog) 46

H

habituación alimentaria 230

HAES (Salud en todas las tallas) 110-112

Hagan, Scott 35

Hale, Sarah Josepha Buell 44

Harper's Bazar 43

heroin-chic 49

hisplaining

historias chulas 172
Emily, hambre emocional 255

Eva, alimentos culturales 153

Gloria, honrar el cuerpo y la salud 139

Sofia, honrar el cuerpo y la salud 208

Valentina, nivel e hambre o saciedad 235

Vanessa, cultura de la dieta 27

Yocayra, cultura de la dieta 59

Hood Feminism (Kendall) 58
Ver insulina y resistencia a la insulina 72, 178-179, 181, 201-203, 248

hormonas reproductivas 181

hummus 157

I

If it fits your macros 76

imagen corporal 15, 48, 55, 58, 169, 171, 189, 220, 262

IMC 20, 27-37, 39, 50, 57, 61, 104
Ver desmantelar la cultura de la dieta 20, 28, 57, 104, 113

inclusión en cuanto al peso 110

inflamación 178-181, 205
inflamación crónica 180

influencers 63, 64, 74, 79, 84-87, 92, 97, 130, 248, 283

Índice analítico | 315

Instituto Nacional de Salud (NIH por sus siglas en inglés) 32-33, 69, 198
insulina 72, 248
Ver resistencia a la insulina 178-179, 181, 201-203
International Journal of Obesity 39

J

Journal of Epidemiology and Community Health 178

K

Kellogs 46, 96-97, 149-150
Kendall, Micki 58, 193
Keto 69, 95, 129-130
Ver cetosis, dieta cetogénica 59, 70, 71
gripe cetogénica 70
Keys, Ancel 32, 61
Kumar, Nikhil 221

L

lactosa 136
Ver intolerancia a la lactosa 146-148
Leclerc, Georges-Louis 43
legumbres (frijoles y lentejas) 72, 80, 129, 136, 158, 160
leptina 141, 248
LGBTQIA+, comunidades 221

llenura 106, 239, 241, 243, 246, 250
Lombroso, Cesare 30
Longoria, Eva 175

M

machismo 221-222
macronutrientes 76-77, 129, 162
maíz 67, 128, 136, 150-151, 153-154, 187
malanga 95, 131, 135
marianismo 221-225, 233
Maslow, pirámide de necesidades 215-218, 220
medios28-29, 46-47, 50, 52, 56, 168-169, 173-174, 258-259, 277
mejorar la raza 171
menstrual 181
Método CHULA 94, 165
Ver práctica chula; historia de chula; cultura de la dieta; vida llena de sabor; vivir con todo el sabor, respeto por la comunidad latine 20-28, 42, 57, 59-92, 113, 154, 167, 181-182, 273, 282-283
Minnesota Starvation, estudio 60-61, 92, 97
Miss Universo, concurso 50, 173
Montell, Amanda 113

316 | LA ANTIDIETA PARA LATINAS

Moss, Kate 49
movimiento.
Ver también ejercicio,
pérdida de músculo y
masa muscular,
movimiento antidieta 111
   Ver Método Chula 94, 165
MyPlate 59, 98, 124-127,
   148, 155

N
New York Times 35, 49
neutralidad 178, 183-184, 189
nixtamalización 151
Noom 88
Nosek, Clara 90, 113, 121
novelas 50, 172, 174
nutrición positiva 84, 185,
   189

Ñ
ñame (yam) 131, 135

O
Obama, Michelle 126, 166
obsesión con la delgadez 29,
   46, 48, 57, 175
   Ver también por el peso
   27, 76, 283

P
Paltrow, Gwyneth 86
papa (potato) 128, 132, 136,
   154, 228, 259

Para chicas fuertes de
corazón tierno y piel
canela: una carta de amor
para mujeres de color 258
pelagra 151
pensamientos negativos
   165-167, 169, 171, 173,
   178, 184-186, 188-189
péptido YY (PYY) 248
pensar positivamente 56
perfeccionismo 91, 189
peso estable (estabilidad en
   el peso) 178, 182
Pimientos y cebollas (sofrito
   y salsas) 155-156, 273
plátanos amarillos y verdes
   132
pollo guisado 187
poner límites
positividad tóxica 56, 166
práctica chula 58, 92, 121,
   162, 189, 212, 233, 252,
   271
   Prasertong, Anjali 293
preparación de comidas,
   menús estrictos vs. salud
   auténtica 67
progesterona 181
proteínas 66, 71-72, 76, 95,
   125, 129, 137-140, 153-154,
   185, 205, 232, 246, 276
prueba de la muñeca 219,
   220
PYY (péptido YY) 248

Índice analítico | 317

Q
quetelet, Adolphe 30
quinceañeras 176, 222
quinoa 128, 133, 136, 138, 156

R
racismo y acceso a los
  alimentos 22, 50, 104, 158,
  192, 199, 217, 219-220
Rebelde (telenovelas) 170
redlining (discriminación)
  194, 199
regulación del peso, (peso
  estable) 75
Resch, Elyse 93
respeto por la comunidad
  latine.
recomendaciones dietéticas
  eurocentristas versus 147,
  156
Rodríguez, Prisca Dorcas
  Mojica 258
raíz, vegetales (almidonados)
  131, 133, 135
Rumsey, Alissa 99

S
salsas y sofrito (cebollas y
  pimientos) 155/156, 273
salubrismo 34-35, 111
Sanchez, Lisette 214
satisfacción en la comida
  106, 118, 241, 264-267, 270
SELF, revista 51

sesgo implícito o
  inconsciente 38
sueño 65, 75, 195-196, 198,
  204
SDoH (por sus siglas en
  inglés) ó determinantes
  sociales de la salud,
sobre, genética,
comportamiento individual,
atención médica,
circunstancias sociales,
redes sociales 186
Sonneville, Kendrin, 100
Sorrenti, Davide 49
squash (calabaza) 151-154,
  273
Strings, Sabrina 42, 45, 58
sweet potato (batata) 131,
  135, 278
Sweet Valley High, serie de
  libros 50

T
Telenovelas 15, 48, 107, 170,
  172-173
*The Secret History of Home
  Economics* (Dreilinger) 96
tres hermanas 151, 153
To the Bone (película) 52
Traits of American Life
  (Hale) 45
  trastorno de alimentación
  34, 36, 41, 47, 50-53, 55,
  57, 103, 224-225, 268

Tribole, Evelyn 93, 230
tus necesidades personales.
Ver comprender, entender,
escuchar, tus necesidades
105, 137, 152, 166, 179,
184, 213, 223, 226, 228,
229, 252, 266, 269, 284

U
Ugly Betty (telenovela) 174

V
vegetales 29, 45, 67, 68, 69,
72, 79, 80, 97, 123, 127-
129, 132-133, 135-136,
141-143, 148, 154, 157-158,
160, 168, 185, 209, 230,
281
vitaminas y minerales 129,
133-134, 138, 155

W
Washington, Karen 209
WeightWatchers (WW) 88

Y
yam (ñame) 131
yautia blanca (raíz de taro)
123, 131, 135
Yo soy Betty, la fea
(telenovela) 174, 176
yo-yo, efecto (ciclo de
pérdida-ganancia de peso)
51, 75, 83, 92, 178
yuca (cassava) 123, 131, 135,
278